Hermann-Josef Ahmann | Manuela Ahr
Anette Pelzer

Praxisratgeber: das Strukturmodell für die Pflegedokumentation

PFLEGE kolleg

Weniger Bürokratie
Mehr Zeit für die direkte Pflege gewinnen

schlütersche

Manuela Ahmann ist freiberufliche Dozentin für Medizin und Pflege, interne Auditorin und Qualitätsbeauftragte in Einrichtungen des Gesund-heitswesen (LGA Intercert) und offizielle Multiplikatorin SIS.

Hermann-Josef Ahmann ist Diplom-Ökonom, freiberuflicher Dozent für Management und Pflege-Management und offizieller Multiplikator SIS.

Anette Pelzer ist Inhaberin eines ambulanten Pflegedienstes, interne Au torin, NLP-Practitioner sowie Fachtrainerin für Business & Consulting u soziales Coaching, Verhaltenstherapie und Persönlichkeitsentwicklung (agis)

»Entweder kriegen wir es jetzt hin oder wir hören auf, über die Bürokratie der Dokumentation zu schimpfen!«

KARL-JOSEF LAUMANN, BEAUFTRAGTER DER BUNDESREGIERUNG FÜR DIE BELANGE DER PATIENTEN UND PATIENTINNEN SOWIE BEVOLLMÄCHTIGTER FÜR PFLEGE, IM SOMMER 2014

Bibliografische Information der Deutschen Nationalbibliothek
Die Deutsche Nationalbibliothek verzeichnet diese Publikation in der Deutschen Nationalbibliografie; detaillierte bibliografische Daten sind im Internet über http://dnb.ddb.de abrufbar.

ISBN 978-3-89993-368-0 (Print)
ISBN 978-3-8426-8798-1 (PDF)
ISBN 978-3-8426-8799-8 (EPUB)

Reihengestaltung:	Groothuis, Lohfert, Consorten, Hamburg
Umschlaggestaltung:	Kerker + Baum, Büro für Gestaltung GbR, Hannover
Titelfoto:	© theseamuss – fotolia.com
Satz:	PER MEDIEN & MARKETING GmbH, Braunschweig
Druck:	Stürtz GmbH, Würzburg

INHALT

VORWORT

Seit langem ist die Pflege durch die ausufernde Dokumentation überlastet. Den Mitarbeitern der Pflege ist durchaus bewusst, dass relevante Daten zu dokumentieren sind und die Verschriftlichung des Pflegeprozesses eine Selbstverständlichkeit darstellt.

Was sich aber in den letzten zehn Jahren in Sachen Pflegedokumentation entwickelt hat, kann nur noch als »Schreckensgebilde« bezeichnet werden. Viel zu oft entsteht der Eindruck, angstgetrieben »nur noch für den MDK und die Prüfbehörden« dokumentieren zu müssen. Lieber eine Eintragung, ein Assessment und ein Protokoll mehr als eines zu wenig. Gilt doch die Devise: Was nicht dokumentiert wurde, wurde auch nicht erbracht!

Umso begrüßenswerter war der Vorstoß des Bundesministeriums für Gesundheit: Unter Federführung des Pflegebeauftragten der Bundesregierung, Staatssekretär Karl-Josef Laumann, und dem Projektbüro »EinSTEP[1]« startete das Mammutprojekt »Entbürokratisierung der Pflegedokumentation«.

Zurück auf ein akzeptables Maß

Mit der Entwicklung des Strukturmodells (nach Elisabeth Beikirch & Martina Roes) mit der »Strukturierten Informationssammlung (SIS)« wird der Aufwand für die Pflegedokumentation wieder auf das notwendige Maß zurückgeführt.

Mithilfe einer bundesweit angelegten Implementierungsstrategie werden die Pflegeeinrichtungen in der ambulanten und der stationären Langzeitpflege derzeit wissenschaftlich bei der Umsetzung unterstützt. Alle sind eingeladen, sich aktiv zu beteiligen. Und mehr als 8 000 Einrichtungen sind der Einladung bislang gefolgt.

1 Einführung des Strukturmodells zur Entbürokratisierung der Pflegedokumentation

Wir, die Autoren dieses Praxisratgebers, sind erfahrene Praktiker und vom Projektbüro »Ein-STEP« geschulte Multiplikatoren. Bislang haben wir in über 30 Schulungen fast 500 Vertreter von Pflegeeinrichtungen und ambulanten Diensten im Umgang mit dem Strukturmodell und der SIS geschult und in Reflexionsterminen begleitet.

Dabei hat sich herausgestellt, dass bei der Einführung des Strukturmodells in den Pflegeunternehmen zwar eine grundsätzliche Begeisterung bei den Mitarbeitern zu erkennen ist, sich aber auch ein großer Schulungs- und Übungsbedarf herauskristallisiert hat.

Es war ein langer Weg zur heutigen überbordenden Dokumentation und es wird ein langer steiniger Weg zurück zu einer Dokumentation für den Pflegebedürftigen, die dennoch allen Ansprüchen genügt!

Alles rechtens!

Das Strukturmodell ist ein fachliches Steuerungsinstrument. Es ist mit den Gesetzen, Verträgen und Qualitätsinhalten abgestimmt und wird vom MDK im Rahmen der Qualitätsprüfung akzeptiert.

Gefragt ist hier besonders die Rückbesinnung der Pflegefachkräfte auf ihre fachliche Kompetenz und ihre pflegefachlichen Entscheidungsspielräume. Beides ging in den letzten Jahren teilweise verloren.

Auch als geschulte Multiplikatoren lernen wir ständig dazu. Auch wir befinden uns in einer Phase, in der ein Stück Geschichte der Pflege neu geschrieben wird, geprägt auch durch die Pflegestärkungsgesetze I und II, der neuen Definition der Pflegebedürftigkeitsbegriffs sowie der damit verbundenen Einführung des neuen Begutachtungsassessments (NBA).

Mit diesem Praxisratgeber geben wir Ihnen, den Pflegefachkräften, Unterstützung, Hilfe und Anregungen bei der Umsetzung des Strukturmodells.

Hinweis

Die nachfolgenden Ausführungen entsprechen dem Kenntnisstand vom Februar 2016.

EINFÜHRUNG

Der Dokumentationsaufwand, insbesondere im stationären und ambulanten Langzeitpflegealltag, hat sich seit 2005 teilweise verdoppelt und verdreifacht. Aus Unsicherheit und Angst vor Prüfinstanzen entstand eine überbordende Dokumentation. Die Folge sind weniger Zeit für die Pflegebedürftigen und weniger Berufszufriedenheit der Mitarbeiter. Hinzu kam: Der Dokumentationsaufwand verschlang pro Jahr 2,7 Mrd. Euro. So errechnete es das Bundesamt für Statistik.[2]

Die Befreiung von unnötigem Dokumentationsaufwand im Pflegealltag ist also absolut wichtig: ohne haftungsrechtliche Risiken, ohne Qualitätsverschlechterung – aber mit mehr Zeit für die Pflegebedürftigen, besserer Pflegequalität und höherer Berufszufriedenheit.

Seit rund zehn Jahren gibt es Versuche und Initiativen auf Bundes- und Länderebene, um die Pflegedokumentation praxistauglich und effektiv zu verschlanken. Im Juli 2013 legte Elisabeth Beikirch, die damalige Ombudsfrau zur Entbürokratisierung der Pflege (OBF) im Bundesgesundheitsministeriums (BMG), dringend nötige Empfehlungen zur Entbürokratisierung der Pflegedokumentation vor – gemäß dem Auftrag des Bundesministeriums für Gesundheit (BMG).

Diese Empfehlungen für ein Strukturmodell der Pflegedokumentation entstanden auf der Grundlage vielfältiger Beratungen mit Experten aus Fachpraxis und Fachwissenschaften, Prüfinstanzen auf Bundes- und Landesebene sowie haftungs- und sozialrechtlicher Expertise.

Das Ziel: Bislang verwendete Dokumentationsmodelle, allen voran die Strukturierungshilfe »Aktivitäten und existenzielle Erfahrungen des Lebens« (AEDL), durch eine »Strukturierte Informationssammlung« (SIS) abzulösen.

2 Larjow, E. (2013). Bürokratieaufwand im Bereich Pflege. In: Statistisches Bundesamt (2013). Wirtschaft und Statistik. Wiesbaden, S. 418

Im April 2014 lag der Abschlussbericht zum ersten großen Praxistest des Projektes[3] vor. Staatssekretär Karl-Josef Laumann beauftragte im Anschluss die IGES Institut GmbH, gemeinsam mit Elisabeth Beikirch, ein Projektbüro einzurichten, um bei der flächendeckenden Umsetzung des Projekts »Effizienzsteigerung der Pflegedokumentation« zu helfen. Im Januar 2015 nahm das Projektbüro Ein-STEP seine Arbeit auf. Die Grundlage ist dabei eine Implementierungsstrategie (IMPS).[4]

Alle Zeichen stehen auf Grün

Mit der Arbeitsaufnahme des Projektbüros hat das größte Entbürokratisierungsprojekt in der Geschichte der Pflegeversicherung begonnen. Der Auftrag: ambulante und stationäre Pflegeeinrichtungen bei der Umsetzung des neuen Strukturmodells für die Pflegedokumentation zu unterstützen.

Die zentralen Schulungen erfolgen durch von den Verbänden benannte Multiplikatoren und durch das Projektbüro benannte Regionalkoordinatoren. Die Schulungsmaterialien werden zentral vom Projektbüro bereitgestellt. Sie sind unmittelbar verbindlich für alle Multiplikatoren, Verbände und beteiligten Einrichtungen. Darin enthaltene sogenannte »Core Elements« dürfen im Rahmen der Implementierungsstrategie (IMPS) nicht verändert werden. Vorschläge zur Änderung einzelner Vorgaben werden im Rahmen der IMPS an das Projektbüro zur Bündelung und konzeptionellen Bearbeitung weitergeleitet.

Die geplante zweijährige Förderung der Implementierungsstrategie zur Einführung der SIS war verbunden mit der Erwartung, dass sich bundesweit mindestens 25 Prozent aller ambulanten und stationären Pflegeeinrichtungen beteiligen. Dieses Ziel war bereits zur Jahresmitte 2015 erreicht.

---

3 Beikirch, E.; Breloer-Simon, G., Rink, F. & Roes, M. (2014). Praktische Anwendung des Strukturmodells – Effizienzsteigerung der Pflegedokumentation in der ambulanten und stationären Langzeitpflege. Abschlussbericht. Witten/Herdecke

4 GKV-Spitzenverband; Bundesarbeitsgemeinschaft der Freien Wohlfahrtspflege (BAGFW); Bundesverband privater Anbieter sozialer Dienste (bpa) & Beikirch, E. (2014). Entwicklung einer Implementierungsstrategie (IMPS) zur bundesweiten Einführung des Strukturmodells für die Pflegedokumentation der stationären und ambulanten Pflegeeinrichtungen. Berlin

Entbürokratisierung? Viele machen mit

Am 2.2.2016 waren etwa 4 100 ambulante Pflegedienste und etwa 4 300 stationäre Einrichtungen beim Projektbüro angemeldet. Damit beteiligen sich bereits fast 33 Prozent der 12 300 Pflegedienste und mehr als 35 Prozent der 12 400 Pflegeheime am Projekt.*

* hhttps://www.ein-step.de/pflegeeinrichtungen/registrierungsstand

Alle Einrichtungen und Dienste, die sich am Projekt beteiligten, nehmen an der Implementierungsstrategie mit gesteuerten und begleitetem Prozess, einschließlich einer Evaluation mit Unterstützungs- und Begleitungsstrukturen (Schulungen, Reflexionstreffen, Rückmelde- und Rückfragemöglichkeiten, Internet-Austauschforen) teil.

Auch der »Medizinische Dienst des Spitzenverbandes Bund der Krankenkassen (MDS)« und der »Medizinische Dienst der Krankenversicherung (MDK)« begleiten das Projekt zur Entbürokratisierung in der Pflege von Anfang an und tragen seine Ziele mit. So wurden auch Multiplikatoren des MDK, des Prüfdienstes der privaten Krankenversicherung, der Heimaufsichtsbehörden der Bundesländer und Vertreter der Dokumentationshersteller geschult.

Die sozialmedizinische Expertengruppe »Pflege« der MDK-Gemeinschaft und der MDS haben für die Prüfer der MDK und des PKV-Prüfdienstes »Ergänzende Erläuterungen« zu den Qualitätsprüfungsrichtlinien (QPR) erstellt und am 16. September 2015[5] veröffentlicht.

Die Entscheidung eines Trägers, die neue Pflegedokumentation einzuführen, setzt eine positive Haltung des Pflege- und Qualitätsmanagements und die Bereitstellung der erforderlichen Ressourcen voraus. Dabei ist allen Beteiligten klar, dass zu Beginn der Umstellung der zeitliche und organisatorische Aufwand groß sein wird. Erst im Laufe der Zeit wird die Zeitersparnis durch den geringeren Dokumentationsaufwand und den routinierteren Umgang mit der SIS erreicht werden.

---

5 https://www.ein-step.de/fileadmin/content/documents/150916_Ergaenzende_Erlaeuterungen_Effizienzsteigerung_Pflegedokumentation_V3.pdf

Entbürokratisierung in der Praxis

Im Mittelpunkt der Entbürokratisierung stehen:

- Ein Paradigmenwechsel in der Pflegedokumentationsstruktur
- Der personenzentrierte Ansatz mit konsequenter Orientierung an den Wünschen, Erwartungen und Bedürfnissen der Pflegebedürftigen
- Das Vertrauen und die Stärkung der fachlichen Kompetenz der Pflegenden
- Schnelle Orientierung, Nachvollziehbarkeit, bessere Übersichtlichkeit und Zeitersparnis
- Vermittlung von Rationalität und Praxistauglichkeit im Kontext mit rechtlicher Belastbarkeit
- Aufhebung des Eindrucks, angeblich »nur« für die Prüfinstanzen dokumentieren zu müssen

Immer wieder wichtig ist der Blick ins Internet: Im Downloadbereich bei www.ein-step.de finden sich alle aktuellen Informationen, Antworten auf häufig gestellte Fragen und natürlich die Möglichkeit, sich als Einrichtung oder ambulanter Dienst registrieren zu lassen. Interessierte finden u. a. alle bisher veröffentlichten Dokumente sowie das Strukturmodell/SIS – auch elektronisch ausfüllbar.

Fazit

- Das neue Pflegedokumentationssystem bietet die Chance, einen grundlegenden Veränderungsprozess in der Pflegedokumentation einzuleiten. Die Medizinischen Dienste tragen diesen Prozess mit und werden ihn in ihren Qualitätsprüfungen berücksichtigen.
- Die Pflegeeinrichtungen können das neue Dokumentationssystem im Rahmen der Vorgaben des Entbürokratisierungsprojekts eigenverantwortlich umsetzen.
- Dem überbordenden Dokumentationsaufwand kann begegnet werden:
  - ohne haftungsrechtliche Risiken aufzuwerfen;
  - ohne Qualitätsansprüche aufgeben zu müssen;
  - durch mehr Zeit für die Pflegebedürftigen;
  - durch höhere Berufszufriedenheit der Mitarbeiter.

Wir möchten Ihnen das Verständnis zur Anwendung und Umsetzung der Entbürokratisierung der Pflegedokumentation erleichtern, die Handhabung an vielen Beispielen erläutern und die positiven Konsequenzen für alle Beteiligten nachvollziehbar darstellen.

1 DIE ENTBÜROKRATISIERTE PFLEGEDOKUMENTATION DURCH DAS STRUKTURMODELL

Die entbürokratisierte Pflegedokumentation besteht aus dem sog. Strukturmodell. Das ist ein »verändertes Konzept für die Prozessgestaltung und deren Dokumentation in der Langzeitpflege«.[6]

Das Strukturmodell

Das **Strukturmodell zur Entbürokratisierung der Pflegedokumentation** bietet die Grundlage, die einzelnen Pflegeprozessschritte des vierstufigen Pflegeprozesses in einem klaren, übersichtlichen, ineinandergreifenden Ablauf darzustellen und abzubilden.

Mit der Einführung des Strukturmodells sind folgende Ziele verbunden:

- Ausrichtung der Dokumentation am vierstufigen WHO-Pflegeprozess
- Einstieg in den Pflegeprozess anhand der Strukturierten Informationssammlung (SIS)
- Personenzentrierter Ansatz und Verständigungsprozess als Grundlage der pflegerischen Versorgung und Betreuung
- Übersichtliche Darstellung und rationaler Umgang mit der Einschätzung pflegerelevanter Risiken und Phänomene (Risikomatrix, Kontextkategorien)
- Reduzierung von Einzelleistungsnachweisen in der stationären Langzeitpflege
- Schnelle Orientierung anhand einer übersichtlichen Pflegedokumentation und Zeitersparnis zugunsten der direkten Pflege
- Pflegedokumentation als Steuerungs- und Kommunikationsinstrument zur Sicherstellung der pflegerischen Versorgung und Betreuung

---

[6] Bundesministerium für Gesundheit (2015). Handlungsanleitung (Version 1.1) zur praktischen Anwendung des Strukturmodells (ambulant/stationär) der integrierten Strukturierten Informationssammlung (SIS) mit der Matrix zur Risikoeinschätzung, der Maßnahmenplanung und der Evaluation sowie mit Hinweisen zum Handlungsbedarf auf der betrieblichen Ebene. Berlin, S. 4

1.1 Die Handlungsanleitung zur Anwendung und Umsetzung der entbürokratisierten Pflegedokumentation

Zur Anwendung und Umsetzung der entbürokratisierten Pflegedokumentation wurde eine Handlungsanleitung (Version 1.1)[7] erarbeitet. Sie ist Ergebnis eines intensiven fachlichen und interdisziplinären Arbeitsprozesses, der die gesamte Pflegelandschaft ergriffen hat. Das Ziel ist es, die zur Verfügung stehende Zeit für Pflege im Langzeitbereich wieder stärker für den Pflegebedürftigen zu nutzen. Bürokratie im Planungs- und Dokumentationsprozess soll abgebaut werden. Die Handlungsanleitung beinhaltet u. a.:

Die Grundprinzipien des Strukturmodells
- Aufbau und praktische Anwendung der strukturierten Informationssammlung (SIS)
- Notwendige Rahmenbedingungen zur Umstellung der Pflegedokumentation auf das Konzept des Strukturmodells

Die Handlungsanleitung
- gibt Sinn und Zweck des veränderten Vorgehens wieder;
- fasst Ziele, Themen und fachliche Schwerpunkte zusammen;
- erläutert die Verfahrensschritte;
- gibt Hinweise zu fachlichen Kompetenzen und zu Verantwortlichkeiten auf unterschiedlichen Ebenen;
- ist die Grundlage zur Entwicklung von Schulungsmaterialien.

»Die Handlungsanleitung zur Umsetzung des Strukturmodells ist eine Rahmenvorgabe, innerhalb derer die Pflegeeinrichtungen ihre spezifischen Festlegungen z. B. in Form von Verfahrensanweisungen zur Umsetzung treffen sollen.«[8]

---

7 https://www.ein-step.de/fileadmin/content/documents/Handlungsanleitung_zum_neuen_Strukturmodell.pdf
8 BMG 2015, S. 5

Hinweis

Die Prinzipien des Strukturmodells sollen nicht verändert werden – auf keinen Fall die darin integrierte Strukturierte Informationssammlung (SIS).

1.2 Die Implementierungsstrategie (IMPS)

Um die Ergebnisse aus dem Praxistest belastbar umzusetzen, bedurfte es der bundesweiten Implementierungsstrategie (IMPS). Im Dezember 2014 wurde Folgendes festgelegt:

- Verfahren der Teilnahmegewinnung durch die Verbände und Anmeldung zur IMPS
- Phasen der Implementierung (Entwurf) und Projektverlauf
- Organisations- und Kommunikationsstruktur zur Steuerung der IMPS
- Funktion, Ressourcen und Handlungsverantwortung aller Beteiligten
- Konzept und Organisation zur Schulungen von Multiplikatoren einzelner Zielgruppen
- Weiterentwicklung des Konzepts für die Kurzzeit- und Tagespflege
- Externe Evaluation und wissenschaftliche Begleitung
- Zeit- und Meilensteinplanung 2015/2016

Ziele der IMPS und der Evaluation

- Dauerhafte und bundesweite Verstetigung von fachlicher Expertise auf allen Ebenen auf der Grundlage der Erkenntnisse aus dem Praxistest zum Strukturmodell.
- Förderung der flächendeckenden Akzeptanz des Strukturmodells bei Einrichtungs- und Kostenträgern und bei den Prüfinstanzen auf Bundes- und Landesebene.
- Konzepte zur inhaltlichen und technischen Umsetzung durch die Institutionen der Aus-, Fort- und Weiterbildung sowie der Dokumentationsbranche.
- Bundesweit einheitlich festgelegte Schulungsmaterialien, Konzept und Instrumente sowie einheitliche Schulungsanforderungen für Trainer.

- Qualitätsgesicherte Unterstützung der Pflegeeinrichtungen bei der Umstellung ihrer Pflegedokumentation auf das Strukturmodell unter Aspekten der Effektivität und Effizienz (Förderung der Fachlichkeit, Qualitätssicherung, Zeitersparnis).

In der IMPS[9] sind alle Phasen ausführlich beschrieben.

1.3 Allgemeine und zentrale Aussagen zum Strukturmodell

Das Strukturmodell ist kein neuer Formularsatz, sondern ein neues Konzept. Es stützt sich auf pflegewissenschaftliche Überlegungen und integriert verschiedene pflegetheoretische Ansätze. Ganz bewusst werden dabei bisher verwendete Pflegeplanungsmodelle, etwa die »Aktivitäten und existenzielle Erfahrungen des Lebens«/A(B)EDL nach Monika Krohwinkel, abgelöst. »Die Ausrichtung der Pflegedokumentation an einem speziellen Pflegemodell ist möglich – z. B. in der Gerontopsychiatrie ... oder entlang der Charta pflege- und hilfebedürftiger Menschen – aber nicht zwingend erforderlich.[10]

Die wichtigsten zentralen Aussagen und ihre Forderungen

- Rückbesinnung der Pflegekräfte auf ihre fachliche Kompetenz
- Der personenzentrierte Ansatz mit der Konzentration auf die Perspektiven, Wünsche, Erwartungen und Lebenssituation der pflegebedürftigen Personen
- Die fachliche Einschätzung über sechs Themenfeldern, die bewusst mit dem künftigen neuen Begutachtungsassessment (NBA) korrelieren
- Die übersichtliche Erfassung pflegerischer Risiken und Phänomene

Die Grundstruktur des Strukturmodells basiert auf einem Pflegeprozess mit vier Phasen:

1. Die strukturierte Informationssammlung (SIS) als Einstieg in den Pflegeprozess

---

9 GKV et al. 2014
10 BMG 2015, S. 8

2. Die Entwicklung des Maßnahmenplanung auf der Grundlage der Erkenntnisse aus der SIS
3. Die Berichte mit dem Fokus auf Abweichungen von regelmäßig wiederkehrenden Pflege- und Betreuungsabläufen
4. Die Evaluation (mit Fokus auf Erkenntnissen aus SIS, Maßnahmenplanung und Berichte)[11]

Wichtig: Ohne Übung geht es nicht

So »schlank« das neue Strukturmodell auch sein mag, seine Handhabung erfordert Engagement, Wissen, Übung und auch Geduld. Nach unseren Erfahrungen braucht eine examinierte Pflegefachkraft ca. acht bis zehn begleitete Dokumentationen, bis sie das Strukturmodell selbstständig und fachkundig umsetzen kann.

1.4 Neuerungen aus fachlicher Sicht

Zusammenfassend lassen sich folgende Neuerungen aus fachlicher Sicht darstellen:

- Individualität und Selbstbestimmung der pflegebedürftigen Person werden gestärkt und konsequent beachtet.
- Es erfolgt eine Verständigung zu individuellen Leistungen und Wünschen sowie die Dokumentation des Konsenses.
- Die Fachlichkeit der Pflegefachkräfte wird anerkannt.
- Der Pflegeprozess wird schriftlich in vier Schritten dargestellt, ohne dass dabei wesentliche Aspekte der Qualitätsdarlegung vernachlässigt werden.
- Pflegerelevante biografische Informationen werden im Regelfall in der SIS und nicht auf einem Extrabogen erfasst.
- Die strukturierte Informationssammlung (SIS) ist der Einstieg in den Pflegeprozess.
- Eine eigens entwickelte Matrix in der SIS dient der Erfassung und Dokumentation der häufigsten Risiken und Phänomene bei pflege- und hilfebedürftigen Menschen.

[11] Vgl. ebd.

- Der Umgang mit dem Berichteblatt ändert sich, weil der Fokus auf Abweichungen liegt.
- Die Evaluation hat eine höhere Bedeutung.[12]

Fazit

- Sechs wissenschaftsbasierte Themenfelder bilden die Basis der Einschätzung der Pflegebedürftigkeit. Sie korrespondieren mit den Themenfeldern des Neuen Begutachtungsassessments (NBA) zur Einstufung von Pflegebedürftigen.
- Einzelleistungsnachweise (stationär) für tägliche Routinen entfallen (Grundpflege, Betreuung).
- Es gibt festgelegte Verfahrensanweisungen des internen Qualitätsmanagements.
- Kein Extra-Bogen für biografische Daten mehr! Diese Daten können über die strukturierte Informationssammlung (SIS) erfasst werden.

12 Vgl. aaO., S. 7

2 DIE ANWENDUNG DES STRUKTURMODELLS – DIE VIER ELEMENTE

Das Strukturmodell basiert auf dem Vier-Phasen-Modell der WHO (1974/1987).

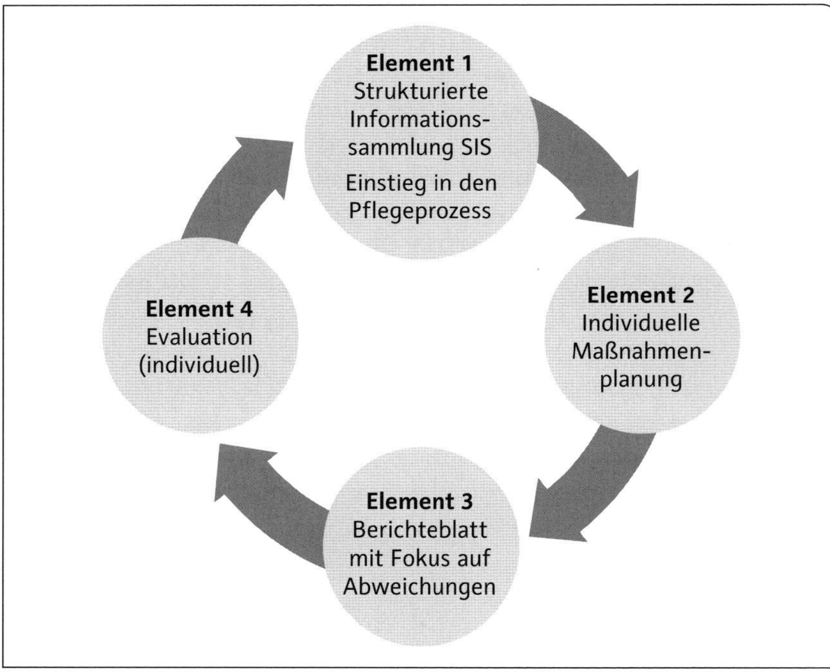

Abb. 1: Die vier Elemente des Strukturmodells.

Element 1: Strukturierte Informationssammlung (SIS)

Die strukturierte Informationssammlung (SIS) ist der Einstieg in den Pflegeprozess mit den Kernelementen A, B, C1 und C2:

- Stammdaten (A)
- Eigeneinschätzung der pflegebedürftigen Person (B)
- Sechs Themenfelder zur pflegefachlichen Einschätzung (C1)
- Matrix zur Erfassung pflegesensitiver Risiken und Phänomene (Initialassessment C 2)

Element 2: Individuelle Maßnahmenplanung
Darstellung der Maßnahmen auf der Grundlage der Erkenntnisse aus der SIS, des Verständigungsprozesses und unter Berücksichtigung der individuellen Wünsche der pflegebedürftigen Person.

Element 3: Berichteblatt
Mit Fokus auf Abweichungen von der individuellen Maßnahmenplanung und tagesaktuelle Ereignisse.

Element 4: Evaluation
Auf Basis von Erkenntnissen aus der SIS, der Maßnahmenplanung und dem Berichteblatt erfolgt die Festlegung von individuellen Evaluationsdaten.

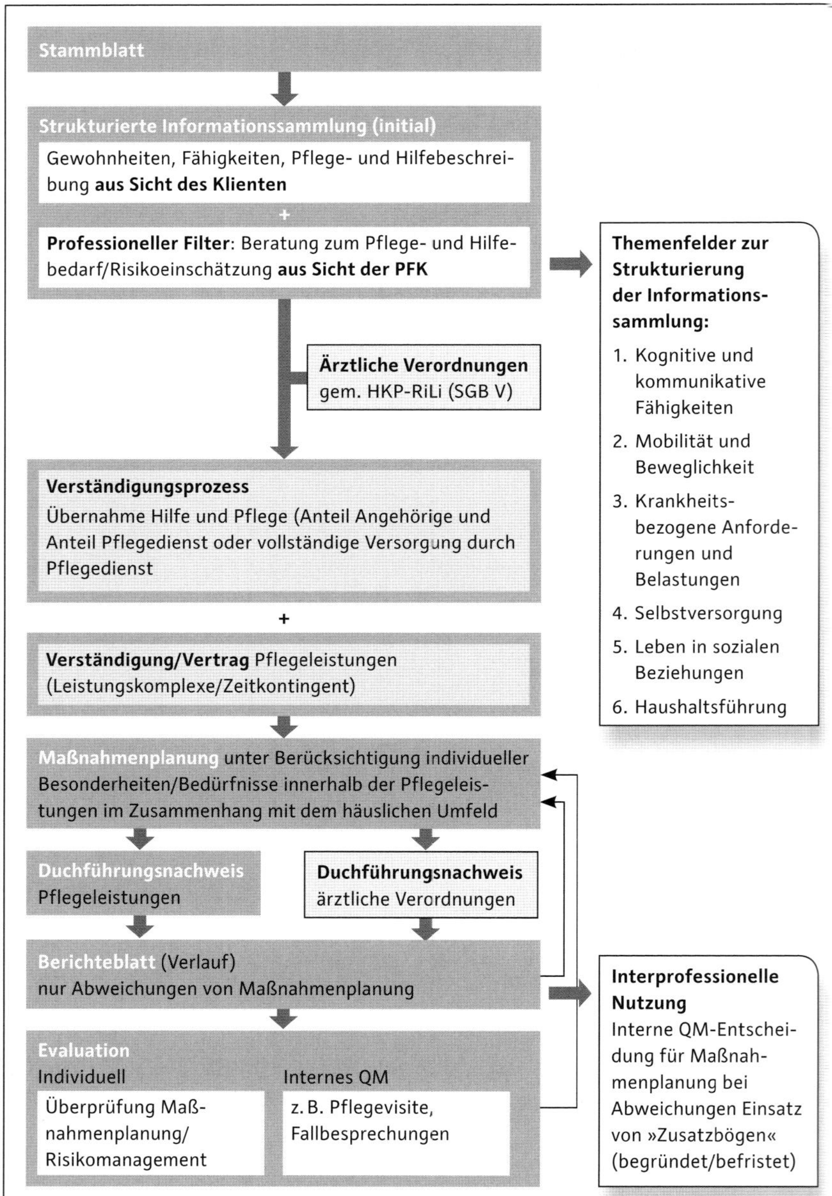

Abb. 2: Strukturmodell ambulant.[13]

[13] Vgl. BMG 2015, S. 9

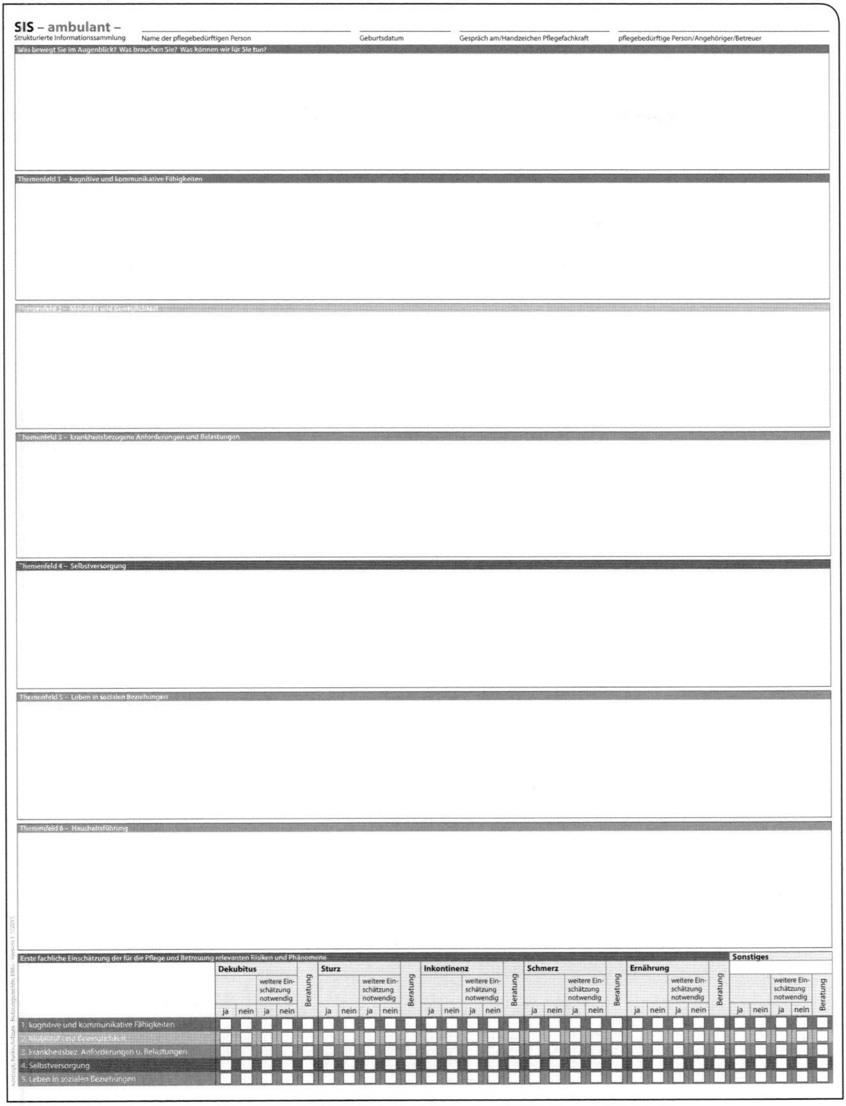

SIS – ambulant –
Strukturierte Informationssammlung

Name der pflegebedürftigen Person | Geburtsdatum | Gespräch am/Handzeichen Pflegefachkraft | pflegebedürftige Person/Angehöriger/Betreuer

Was bewegt Sie im Augenblick? Was brauchen Sie? Was können wir für Sie tun?

Themenfeld 1 – kognitive und kommunikative Fähigkeiten

Themenfeld 2 – Mobilität und Beweglichkeit

Themenfeld 3 – krankheitsbezogene Anforderungen und Belastungen

Themenfeld 4 – Selbstversorgung

Themenfeld 5 – Leben in sozialen Beziehungen

Themenfeld 6 – Haushaltsführung

Erste fachliche Einschätzung der für die Pflege und Betreuung relevanten Risiken und Phänomene

	Dekubitus					Sturz					Inkontinenz					Schmerz					Ernährung					Sonstiges				
			weitere Einschätzung notwendig		Beratung			weitere Einschätzung notwendig		Beratung			weitere Einschätzung notwendig		Beratung			weitere Einschätzung notwendig		Beratung			weitere Einschätzung notwendig		Beratung			weitere Einschätzung notwendig		Beratung
	ja	nein	ja	nein		ja	nein	ja	nein		ja	nein	ja	nein		ja	nein	ja	nein		ja	nein	ja	nein		ja	nein	ja	nein	
1. kognitive und kommunikative Fähigkeiten																														
2. Mobilität und Beweglichkeit																														
3. krankheitsbez. Anforderungen u. Belastungen																														
4. Selbstversorgung																														
5. Leben in sozialen Beziehungen																														

Abb. 3: Strukturierte Informationssammlung – ambulant.[14]

---

14 https://www.ein-step.de/fileadmin/content/documents/SIS_ambulant_So_E02_A4_offen_fin.pdf

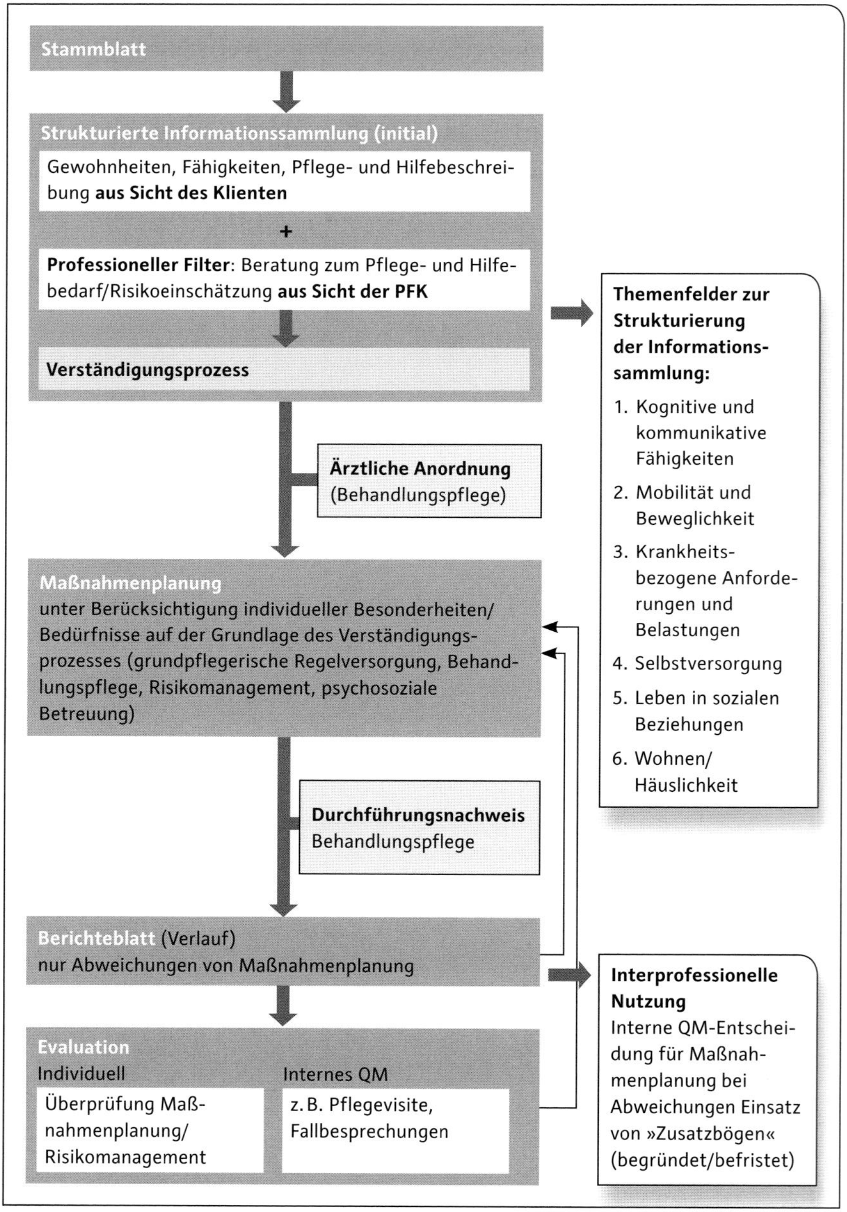

Abb. 4: Strukturmodell stationär.[15]

[15] BMG 2015, S. 10

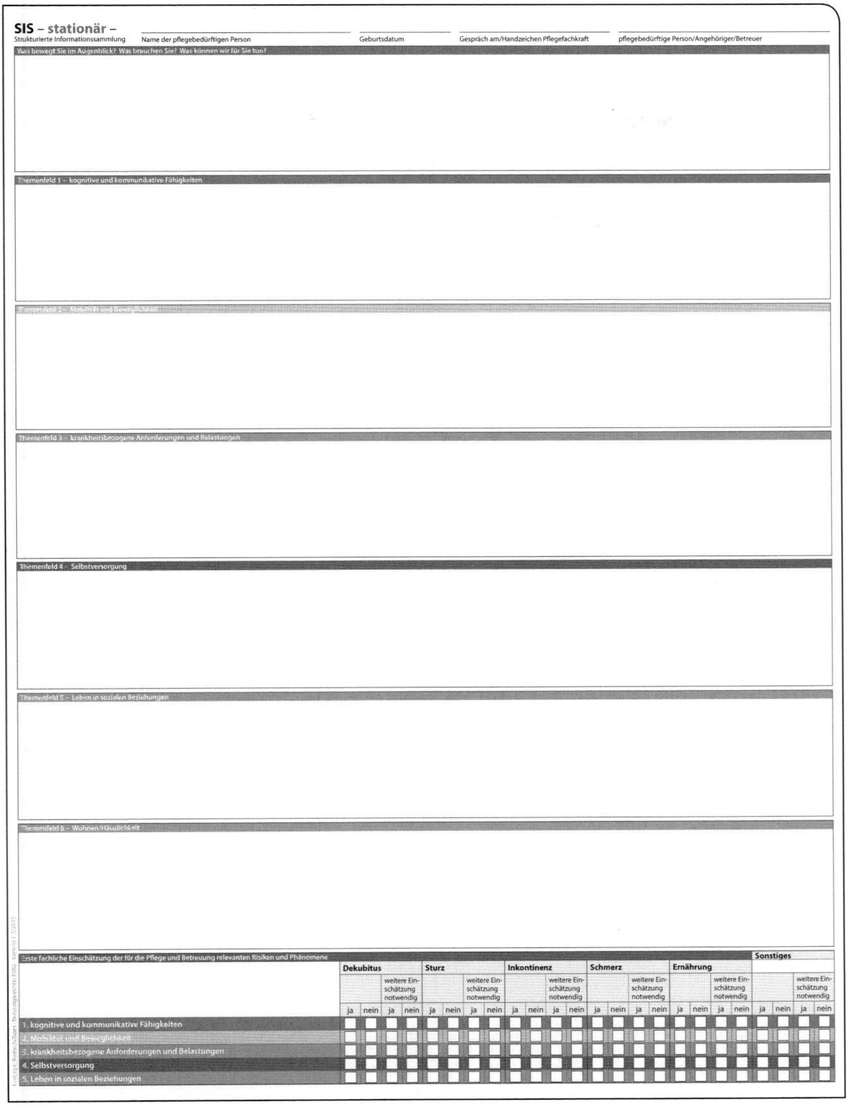

SIS – stationär –
Strukturierte Informationssammlung

Name der pflegebedürftigen Person | Geburtsdatum | Gespräch am/Handzeichen Pflegefachkraft | pflegebedürftige Person/Angehöriger/Betreuer

Was bewegt Sie im Augenblick? Was brauchen Sie? Was können wir für Sie tun?

Themenfeld 1 – kognitive und kommunikative Fähigkeiten

Themenfeld 2 – Mobilität und Beweglichkeit

Themenfeld 3 – krankheitsbezogene Anforderungen und Belastungen

Themenfeld 4 – Selbstversorgung

Themenfeld 5 – Leben in sozialen Beziehungen

Themenfeld 6 – Wohnen/Häuslichkeit

Erste fachliche Einschätzung der für die Pflege und Betreuung relevanten Risiken und Phänomene

	Dekubitus				Sturz				Inkontinenz				Schmerz				Ernährung				Sonstiges			
			weitere Einschätzung notwendig				weitere Einschätzung notwendig				weitere Einschätzung notwendig				weitere Einschätzung notwendig				weitere Einschätzung notwendig				weitere Einschätzung notwendig	
	ja	nein	ja	nein	ja	nein	ja	nein	ja	nein	ja	nein	ja	nein	ja	nein	ja	nein	ja	nein	ja	nein	ja	nein
1. kognitive und kommunikative Fähigkeiten	☐	☐	☐	☐	☐	☐	☐	☐	☐	☐	☐	☐	☐	☐	☐	☐	☐	☐	☐	☐	☐	☐	☐	☐
2. Mobilität und Beweglichkeit	☐	☐	☐	☐	☐	☐	☐	☐	☐	☐	☐	☐	☐	☐	☐	☐	☐	☐	☐	☐	☐	☐	☐	☐
3. krankheitsbezogene Anforderungen und Belastungen	☐	☐	☐	☐	☐	☐	☐	☐	☐	☐	☐	☐	☐	☐	☐	☐	☐	☐	☐	☐	☐	☐	☐	☐
4. Selbstversorgung	☐	☐	☐	☐	☐	☐	☐	☐	☐	☐	☐	☐	☐	☐	☐	☐	☐	☐	☐	☐	☐	☐	☐	☐
5. Leben in sozialen Beziehungen	☐	☐	☐	☐	☐	☐	☐	☐	☐	☐	☐	☐	☐	☐	☐	☐	☐	☐	☐	☐	☐	☐	☐	☐

Abb. 5: Strukturierte Informationssammlung – stationär.[16]

---

16 https://www.ein-step.de/fileadmin/content/documents/SIS_stationaer_So_E02_A4_offen_fin.pdf

2.1 Die Strukturierte Informationssammlung SIS

Die Strukturierte Informationssammlung (SIS) ist der Einstieg in den Pflegeprozess und das zentrale Element des Prozesses, beginnend mit dem Erst- bzw. Aufnahmegespräch. Entscheidend ist,

- ob die Anwendung der SIS im **Rahmen der Neuaufnahme** erfolgt oder
- ob **aktuelle Erkenntnisse im Verlauf der Pflege und Betreuung** eine erneute Überprüfung erfordern.

Bei den folgenden Informationen beziehen wir uns auf die Rubrik »Häufige Fragen« auf www. ein-step.de (Stand: Dezember 2015).[17]

2.1.1 Die SIS zu Beginn des Versorgungsauftrages – Erstbesuch/Neuaufnahme

Die Pflegefachkraft erhebt zu Beginn des Versorgungsauftrages alle Informationen, die für die Pflege und Betreuung relevant sind. Aufgrund dieser Informationen nimmt sie eine erste pflegefachliche Einschätzung vor. Dabei arbeitet sie entlang der Themenfelder einschließlich der Risiken/Phänomene, die sie mit der Risikomatrix erfasst.

Die SIS wird nach einer, jeweils im einrichtungsinternen Qualitätsmanagement festgesetzten, Phase abgeschlossen und nicht weiter ergänzt oder bearbeitet. In der Regel beträgt der Zeitraum für die vollständige Erfassung einer SIS 24 bis 72 Stunden (stationär) bzw. eine Woche bis 14 Tage (ambulant).

Empfehlung für den ambulanten Bereich

Im ambulanten Bereich erscheint es aus praktischen Erfahrungen sinnvoll, die SIS nach vier bis fünf Einsätzen fertigzustellen. Das hängt ganz von den Besonderheiten und der Planung der Pflegeeinsätze ab, gegebenenfalls geregelt über das interne Qualitätsmanagement.

---

[17] https://www.ein-step.de/haeufige-fragen/

Darüber hinaus empfiehlt das Projektbüro folgendes Vorgehen:

- Am Aufnahmetag wird eine erste (vorläufige) Maßnahmenplanung erstellt.
- Abhängig von der Einschätzung in der Risikomatrix werden Evaluationszeiträume definiert.
- Das einrichtungsinterne Pflege- und Qualitätsmanagement legt fest, in welchem Zeitraum die weitere Informationserhebung erfolgt, und wo die Informationen erfasst werden. Hier kann durchaus auch das Berichteblatt genutzt werden.
- Es wird festgelegt, wie entsprechende Beobachtungen in jeder Schicht oder bei jedem Hausbesuch zu dokumentieren sind.
- Im Einzelfall muss entschieden werden, ob entsprechende Maßnahmen sofort dokumentiert werden müssen.
- Nach Abschluss des definierten Zeitraums für die Informationserhebung erfolgt eine Fallbesprechung mit allen Beteiligten am Pflege- und Betreuungsprozess. Dabei wird die anfängliche Situationseinschätzung (SIS und Maßnahmenplanung) überprüft.
- Daraus ergeben sich möglicherweise Anpassungen der bisherigen Maßnahmenplanung. Ggf. bleibt die SIS unverändert, da die fachliche Einschätzung weiterhin gültig ist.
- Sollte das Ergebnis der Fallbesprechung auch wesentliche Aspekte der Themenfelder und entsprechende Einschätzungen in der Risikomatrix betreffen, wird die SIS erneut ausgefüllt, unter Angabe des aktuellen Datums von der Pflegefachkraft. Dies gilt auch für das Kernelement B (Dialog mit der pflegebedürftigen Person).

2.1.2 Die SIS im Verlauf des Versorgungsauftrags – Evaluation des Pflegeprozesses

Sind Veränderungen so relevant, dass sie Ergänzungen oder sogar eine Neubewertung der Themenfelder erforderlich machen? Oder reicht es aus, die Veränderungen ausschließlich in der Maßnahmenplanung nachvollziehbar darzustellen? Auch hier hat die Fallbesprechung eine besondere Bedeutung.

Dazu empfiehlt das Projektbüro folgendes Vorgehen:

- Ist die SIS in ihrer fachlichen Einschätzung weiterhin gültig, wird ausschließlich der Maßnahmenplan geändert.

- Betreffen Abweichungen von der bisherigen Maßnahmenplanung auch wesentliche Aspekte der Themenfelder und entsprechende Einschätzungen in der Risikomatrix, wird die SIS komplett (auch Feld B) neu von der Pflegefachkraft ausgefüllt.
- Ist nur ein Themenfeld in der SIS betroffen, empfiehlt sich eine Plausibilitätsprüfung im Hinblick auf die Risikomatrix und die mögliche Auswirkung auf andere Themenfelder. Dann kann entschieden werden, ob eventuell (insbesondere bei papiergestützter Dokumentation) nur dieses Feld unter Angabe des Datums und des Kürzels der Pflegefachkraft ergänzt wird.
- Mit ihrer Unterschrift bestätigt die Pflegefachkraft in dem veränderten Themenfeld gleichzeitig, dass alle übrigen Angaben in der SIS, die unter dem bisherigen Datum dokumentiert worden sind, unverändert geblieben sind.

Hinweise

- Die SIS wird vor allem beim Erstgespräch eingesetzt und kann nur von einer Pflegefachkraft durchgeführt werden.
- Der Sichtweise der pflegebedürftigen Person zu ihrer Lebens- und Pflegesituation und ihren Wünschen/Bedarfen an Hilfe und Unterstützung wird bewusst Raum gegeben.
- Kann die pflegebedürftige Person selbst keine (ausreichenden) Angaben machen, werden Angehörige oder Betreuer (eventuell zusätzlich) einbezogen – das wird gesondert vermerkt.
- Die individuelle und subjektive Sicht der pflegebedürftigen Person und die fachliche Einschätzung durch die Pflegefachkraft werden zusammengeführt. Hinzu kommt das Ergebnis des Verständigungsprozesses dieser beiden Personen. Erst damit entsteht die Grundlage aller weiteren pflegerischen und betreuenden Maßnahmen.
- Gibt es beim Verständigungsprozess (Sicht der pflegebedürftigen Person bzw. der Pflegefachkraft) abweichende Sichtweisen, werden diese – und die Verständigung hierzu – dokumentiert.
- Der Verzicht auf Kästchen und Ankreuzverfahren in der Einstiegsfrage (B) und bei den Themenfeldern (C1) hilft, der Wahrnehmung und der fachlichen Einschätzung der Pflegefachperson zur individuellen Situation der pflegebedürftigen Person maximalen Raum zu geben.
- Lebensbereiche sowie individuelle biografische Aspekte des Pflegebedürftigen werden aus fachlicher Sicht eingeordnet und dokumentiert.

2.1.3 Aufbau und Hinweise für die Praxis

Die SIS ist in vier Abschnitte eingeteilt (A, B, C1 und C2), die systematisch aufeinander aufbauen (vgl. Abbildung 6):

1. A: Stammdaten
2. B: Einstiegsfrage
3. C1: 6 Themenfelder
4. C2: Risikomatrix

A: Stammdaten

Feld A dient der Erfassung von allgemeinen und relevanten Daten (Name und Geburtsdatum des Pflegebedürftigen). Es gibt Auskunft darüber, wann das Gespräch geführt wurde, welche Pflegefachkraft es führte und wer auf Seiten des Pflegebedürftigen dabei war.

B: Einstiegsfrage

Feld B enthält die Leitfragen unter Beachtung des personenzentrierten Ansatzes:

- Was bewegt Sie im Augenblick?
- Was brauchen Sie?
- Was können wir für Sie tun?

Dieses Feld dient also der Erfassung der Wünsche und der aktuellen Bedürfnisse des Pflegebedürftigen. Es geht um seine individuelle Sichtweise. Die Pflegefachkraft hört aktiv zu, schreibt in wörtlicher Rede (und evtl. sogar in der »Ichform« – dem Ich des Pflegebedürftigen).

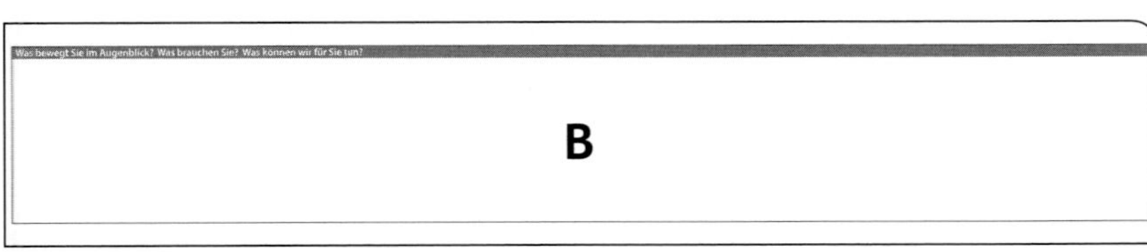
Was bewegt Sie im Augenblick? Was brauchen Sie? Was können wir für Sie tun?

B

Element 1: Strukturierte Informationssammlung (SIS)

Die SIS ist in vier Abschnitte eingeteilt:

A: Stammdaten

B: Einstiegsfrage

C1: 6 Themenfelder

C2: Risikomatrix

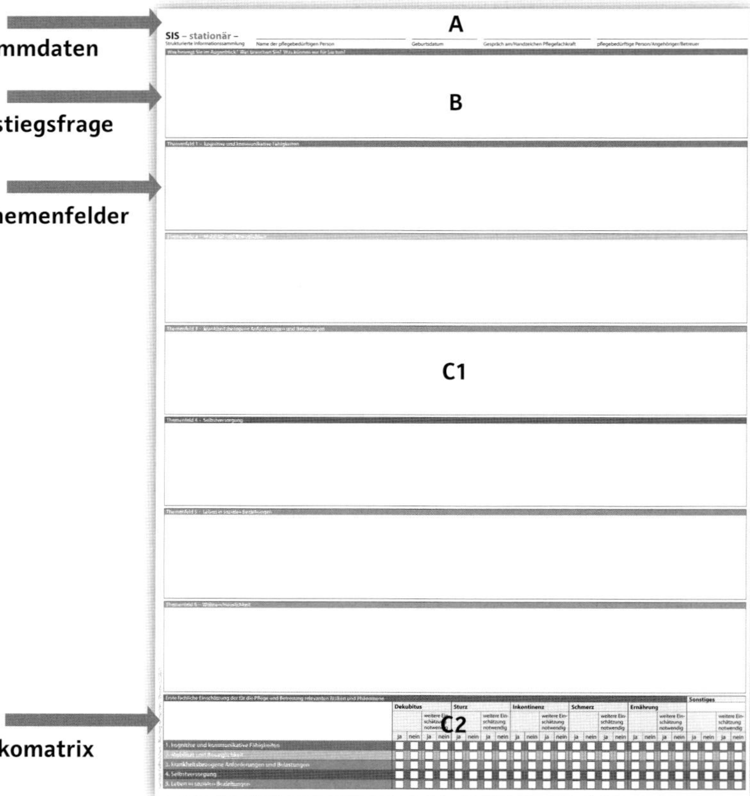

C2 Themenfelder (6)

- Kognitive und kommunikative Fähigkeiten
- Mobilität und Beweglichkeit
- Krankheitsbezogene Anforderungen und Belastungen
- Selbstversorgung
- Leben in sozialen Beziehungen
- Wohnen/Häuslichkeit (stationär) Haushaltsführung (ambulant)

Abb. 6: Aufbau der SIS.

Das müssen Pflegefachkräfte wissen:

- Das Gespräch erfolgt bei Neuaufnahmen, insbesondere zur persönlichen Situation und zum aktuellen Anlass, warum die pflegebedürftige Person aus ihrer Sicht Leistungen des ambulanten Pflegedienstes oder der stationären Pflegeeinrichtung benötigt und welche Erwartungen sie mit dieser Dienstleistung oder dem Pflegeheim verbindet.
- Alle Angaben der pflegebedürftigen Person zu ihren Gewohnheiten und Fähigkeiten sowie ihre Hilfe- und Pflegebeschreibung werden im wörtlichen Originalton (Zitat) ungefiltert wiedergegeben.
- Die pflegebedürftige Person soll von sich und ihrer (Lebens-)Situation – insbesondere im Hinblick auf den Hilfe- und Pflegebedarf – erzählen.
- Der Erzählfluss soll möglichst wenig durch fachliche Fragen unterbrochen werden.
- Das Gespräch soll einerseits dazu dienen, Bedürfnisse, Werte und Gewohnheiten kennenzulernen und andererseits den Unterstützungsbedarf aus Sicht des Pflegebedürftigen zu erfassen.
- Eine wichtige Option ist die Hinzuziehung der Erfahrungen und Einschätzungen von Angehörigen und Betreuern, falls die pflegebedürftige Person aufgrund ihrer körperlichen oder kognitiven Situation keine (ausreichenden) Aussagen treffen kann.
- Wird die SIS z. B. bei umfassenden gesundheitlichen Einbrüchen oder in familiären Zusammenhängen (ambulant) des Pflegebedürftigen komplett neu erhoben, kann auch dieses Feld wieder genutzt und neu ausgefüllt werden.
- Bei stark kognitiv beeinträchtigten Menschen – insbesondere in Verbindung mit herausfordernden Verhaltensweisen – kann/wird dieses Gespräch stellvertretend oder ergänzend mit den Angehörigen und/oder mit dem Betreuer geführt werden. Aus der Situationsbeobachtung können jedoch auch nonverbale Botschaften über den Pflegebedürftigen erfasst werden.
- Darüber hinaus können Aussagen zu pflegerelevanten biografischen Zusammenhängen aufgenommen und ggf. festgehalten werden.
- Optional besteht auch die Möglichkeit für die Themenfelder relevante Aussagen direkt in diese aufzunehmen.

Wichtig: Informationen sammeln – so geht's

Entscheidend sind aktives Zuhören und eine Hilfestellung beim Formulieren von Wünschen und Ängsten etc. Die Informationen des Pflegebedürftigen sollen möglichst im Originalwortlaut dokumentiert werden. Hinzu kommen erfragte Befindlichkeiten, die nicht interpretiert werden. Es erfolgt generell keine »Übersetzung in die Fachsprache«.

Für alle Pflegefachkräfte heißt das: Sie müssen sich in aktivem Zuhören üben und eine vertrauensvolle Atmosphäre schaffen. Denn nur ein Vertrauensverhältnis bringt sie nun weiter. Erfahren Pflegebedürftige und ihre Angehörigen Wertschätzung und Respekt, werden sie sich öffnen und ihre Sicht der Dinge immer konkreter schildern können.

Die Fragestellungen der SIS sind übrigens ausdrücklich »als Anregung zu verstehen«.[18] Es ist ja durchaus normal, dass jemand mit der Frage »Was bewegt Sie im Augenblick?« nichts anfangen kann, weil er die Frage einfach nicht versteht. Dann hilft es, die Frage umzuformulieren: »Was macht Ihnen Kummer?« – »Weshalb wollten Sie mich sprechen?« – »Was ist denn passiert?«

C1: sechs Themenfelder

Feld C1 bzw. die sechs Themenfelder erfassen anhand von Leitfragen und -gedanken (vgl. Tabelle 1) strukturiert und themenbezogen die aktuelle Situation, inklusive relevanter biografischer Aspekte der pflegebedürftigen Person:

1. Kognitive und kommunikative Fähigkeiten
2. Mobilität und Beweglichkeit
3. Krankheitsbezogene Anforderungen und Belastungen
4. Selbstversorgung
5. Leben in sozialen Beziehungen
6. Wohnen/Häuslichkeit (stationär) bzw. Haushaltführung (ambulant)

---

18 BMG 2015, S. 27

Das müssen Pflegefachkräfte wissen:

- Jetzt geht es um die Darstellung der pflegefachlichen Perspektive.
- Die Pflegefachkraft schätzt die Situation der pflegebedürftigen Person einschließlich ihrer Ressourcen und des Unterstützungsbedarfs zum Zeitpunkt des Gesprächs ein.
- Die systematische Bearbeitung der Themenfelder sorgt dafür, dass nichts Wichtiges übersehen wird.
- Zusätzlich werden mögliche Risiken und entsprechende Maßnahmen besprochen.
- Wird aus fachlicher Sicht in einem Themenfeld ein Risiko oder ein pflegesensitives Phänomen angesprochen, das die pflegebedürftige Person anders einschätzt, oder ist sie mit Vorschlägen zur Risikobegrenzung (z. B. Prophylaxen) nicht einverstanden, wird das kurz festgehalten.
- Die für die Pflege notwendigen biografischen Daten werden ebenfalls hier erfasst.
- Bisherige Gewohnheiten, lebensweltliche Vertrautheiten, Autonomie und Selbstkompetenz werden erfasst.
- Ärztliche Verordnungen zur häuslichen Krankenpflege (ambulant) oder ärztliche Anordnungen der Behandlungspflege (stationär) werden erfasst bzw. im Rahmen eines professionell begleiteten Entscheidungsprozesses besprochen.
- Im ambulanten Bereich erfolgt eine Klärung der Zusammenarbeit (vertraglich vereinbarte Leistungskomplexe bzw. Zeitkontingente).
- Die Reihenfolge der Themen kann verändert werden, aber es müssen alle Themen behandelt werden.
- Wenn ein Themenfeld nicht von Bedeutung sein sollte, wird dies entsprechend vermerkt.

Tabelle 1: Themenfelder und Inhalte[19]

Themenfeld	Inhalt
1 Kognitive und kommunikative Fähigkeiten	**Leitgedanke:** »In diesem Themenfeld geht es um die individuelle, situationsgerechte Erfassung und Beschreibung, inwieweit die pflegebedürftige Person in der Lage ist, sich zeitlich, persönlich und örtlich zu orientieren, zu interagieren sowie Risiken und Gefahren zu erkennen. Hier ist auch das Auftreten von herausfordernden Verhaltensweisen wie z. B. nächtlicher Unruhe, Umherwandern (Weglaufen) oder abwehrendes Verhalten zu beschreiben. Die Pflegefachperson sollte möglichst prägnant diesbezüglich die pflegerische Situation mit Handlungs- und Gestaltungsräumen der pflegebedürftigen Person, ihren Kompetenzen, Gewohnheiten, Risiken und fachlichen Erfordernissen festhalten.« **Leitfrage:** Inwieweit ist die pflegebedürftige Person in der Lage, sich zeitlich, persönlich und örtlich zu orientieren und zu interagieren sowie Risiken und Gefahren, auch unter Beachtung von Aspekten des herausfordernden Verhaltens, zu erkennen? **Zusammenfassung:** • Zeitlich, persönlich örtlich und situative Orientierung • Aufforderungen verstehen, sich an Gesprächen beteiligen • Entscheidungen treffen und Alltagshandlungen ausführen • Risiken und Gefahren zu erkennen • Auftreten von herausfordernden und abwehrendem Verhaltensweisen • Verhaltensauffälligkeiten (Antriebslosigkeit, Wahnvorstellungen, Ängste ...)

19 Originalzitate aus BMG 2015, 29ff.

Themenfeld	Inhalt
2 Mobilität und Beweglichkeit	**Leitgedanke:** »In diesem Themenfeld geht es um die individuelle, situationsgerechte Erfassung und Beschreibung dazu, inwieweit die pflegebedürftige Person in der Lage ist, sich frei und selbstständig innerhalb und außerhalb der Wohnung bzw. des Wohnbereichs zu bewegen. Wichtig ist dabei die fachliche Einschätzung/Beschreibung der Möglichkeiten der Person, sich durch Bewegung in angemessenem Umfang Anregung verschaffen zu können, sowie an der Alltagswelt teilzuhaben und teilzunehmen. Der Aspekt des herausfordernden Verhaltens muss dabei berücksichtigt werden.« **Leitfrage:** Inwieweit ist die pflegebedürftige Person in der Lage, sich frei und selbständig innerhalb und außerhalb der Wohnung, bzw. des Wohnbereichs, auch unter Beachtung von Aspekten des herausfordernden Verhaltens, zu bewegen? **Zusammenfassung:** • Sich frei und selbstständig innerhalb und außerhalb der Wohnung bzw. des Wohnbereichs bewegen können • Orientierungspunkte zur Einschätzung der Mobilität: • Lagewechsel in liegender Position • Halten einer aufrechten Sitzposition • Transfer (Aufstehen, Hinsetzen, Umsetzen) • Stehen/Gehen, Fortbewegung über kurze Strecken • Treppensteigen
3 Krankheitsbezogene Aufforderungen	**Leitgedanke:** »In diesem Themenfeld geht es um die individuelle, situationsgerechte Erfassung und Beschreibung, inwieweit die pflegebedürftige Person durch ihre gesundheitliche Situation/ihre Einschränkungen und Belastungen und deren Folgen, einen pflegerisch fachlichen Unterstützungsbedarf benötigt. Insbesondere sind die individuellen Belastungsfaktoren, die therapeutischen Settings*, die Compliance** oder der Handlungsbedarf und die eventuellen Unterstützungsbedarfe bei der Bewältigung von Risiken und Phänomenen z. B. Schmerz, Inkontinenz oder deren Kompensation zu beschreiben und hinsichtlich ihrer krankheits- und therapiebedingten Anforderungen einzuschätzen.

Themenfeld	Inhalt
	Es geht nicht um die ausschließliche Aufzählung von Diagnosen und ärztlichen Therapien/Medikamente, die bereits in anderer Weise erfasst und dokumentiert sind.« **Leitfrage:** Inwieweit liegen krankheits- und therapiebedingte sowie für Pflege- und Betreuung relevante Einschränkungen bei der pflegebedürftigen Person vor? **Zusammenfassung:** • Gesundheitliche Situation/ihre Einschränkungen und Belastungen deren Folgen pflegerisch fachlichen Unterstützungsbedarf aufzeigt zu: • Therapiemaßnahmen im Rahmen des Behandlungspflege • Regelmäßige Arztbesuche und Besuche von anderen medizinischen therapeutischen Einrichtungen • Besonderheiten von körperlichen Zustanden (BMI, Puls, RR, BZ ...) • Besonderheiten im Hilfsmitteleinsatz
4 Selbstversorgung	**Leitgedanke:** »In diesem Themenfeld geht es um die individuelle, situationsgerechte Erfassung und Beschreibung, inwieweit die pflegebedürftige Person in der Lage ist, z. B. Körperpflege, Ankleiden, Ausscheidung, Essen und Trinken etc. selbstständig/mit Unterstützung zu realisieren. Ziel ist die Unterstützung größtmöglicher Autonomie, Selbstverwirklichung und Kompetenz. Eventuelle (fachliche und ethische) Konflikte zwischen den obengenannten Werten und die Verständigungsprozesse sind nachvollziehbar zu beschreiben.« **Leitfrage:** Inwieweit ist die Fähigkeit der pflegebedürftigen Person zur Körperpflege, zum Kleiden, zur Ernährung und zur Ausscheidung eingeschränkt? **Zusammenfassung:** • Fähigkeit sich zu Waschen (Duschen, Baden, Rasieren, Zahnpflege, Haarpflege etc.), zu kleiden, Essen, Trinken • Toilettenbenutzung, • Notwendigkeit und Besonderheiten einer Inkontinenzversorgung

Themenfeld	Inhalt
5 Leben in sozialen Beziehungen	**Leitgedanke:** »In diesem Themenfeld geht es um die individuelle, situationsgerechte Erfassung und Beschreibung, inwieweit die pflegebedürftige Person Aktivitäten im näheren (häuslichen) Umfeld und im außerhäuslichen Bereich selbstständig/mit Unterstützung gestalten kann und wer sie ggf. dabei unterstützt (privates Umfeld).« **Leitfrage:** Inwieweit kann die pflegebedürftige Person Aktivitäten im näheren Umfeld und im außerhäuslichen Bereich selbst gestalten?« **Zusammenfassung:** • Gestaltung des Alltages und des Tagesablaufes • Gestalteten von Aktivitäten/sich beschäftigen können (Vorlieben und Hobby) • Ruhen und Schlafen – Gestaltung der Nacht • Längere Zeitabschnitte überschauen • Kontaktpflege und Interaktion mit Personen im direkten Kontakt • Fortbewegung und Aktivitäten im außerhäuslichen Bereich
6a Haushaltsführung (ambulant) 6b Wohnen/Häuslichkeit (stationär)	**Leitgedanke ambulant:** »Die selbstständige oder mit Unterstützung erfolgte Organisation und Bewältigung des eigenen Haushalts der pflegebedürftigen Person wird individuell und situationsgerecht erfasst und beschrieben. Sie betreffen z. B. Einkaufen, Kochen und Waschen etc. Die erfolgte Abstimmung mit Angehörigen über ein arbeitsteiliges oder aufgabenorientiertes Vorgehen in der Versorgung wird ebenfalls erfasst. Hierbei kann es auch um die nachvollziehbare Beschreibung von Konflikt-, Risiko- und Aushandlungssituationen gehen, die sich infolge psychischer und sozialer Pflege-, Wohn- und Lebenssituationen ergeben.«

Themenfeld	Inhalt
6b Wohnen/Häuslichkeit (stationär)	**Leitgedanke stationär:** »In diesem Themenfeld geht es um die individuelle, situationsgerechte Erfassung und Beschreibung dazu, inwieweit die pflegebedürftige Person ihre Bedürfnisse und Bedarfe in Hinblick auf Wohnen, und Häuslichkeit in der stationären Einrichtung umsetzen kann. Sie sind wichtig für die Erhaltung von Gesundheit, Kompetenz und Wohlbefinden die Möglichkeit, sich zu orientieren sowie Sicherheit durch Vertrautes zu erlangen – insbesondere in der unmittelbaren Lebensumwelt (eigenes Apartment, im Doppelzimmer, Küchenzeile für bestehende Selbstversorgungspotenziale, Biografie, insbesondere bei Menschen mit Demenz).« **Zusammenfassung:** • Wohnen und Häuslichkeit, Versorgungsabläufe • Sicherheit durch Vertrautheit, Gewohnheiten und Wohlbefinden in der Räumlichkeit/Gestaltung Umgebung • Nutzung von Dienstleitungen (Einkaufen, Behördengänge, finanzielle Angelegenheiten etc.) • keine personennahen Risiken

* Therapeutisches Setting:
Unter einem »therapeutischen Setting« versteht man im Allgemeinen die Gesamtheit der ermittelten Merkmale und Umstände von Lebenswelten sowie die damit verbundene spezifische Gestaltung der Therapieumstände.

** »Compliance« bezeichnet die Einhaltung der Therapievorgaben durch den Patienten und repräsentiert eine veraltete Sicht, dass die Verantwortung für einen Therapieerfolg oder ein Therapieversagen einseitig beim Patienten liegt. Auch im deutschen Sprachgebrauch gewinnt der Begriff der Adherence oder Adhärenz zunehmend an Bedeutung. Der Begriff ersetzt im angelsächsischen Sprachraum zunehmend den Begriff Compliance (engl. für Einverständnis, Einhalten, Willfährigkeit, Fügsamkeit) in der Medizin (vgl. http://contentkiosk.de/Adherence)

Wichtig: Das Ergebnis sind die individuelle Pflege und Betreuung

Im Dialog zwischen der pflegebedürftigen Person (ggf. ihren Angehörigen, Betreuern oder Stellvertretern) und der Pflegefachkraft entsteht ein Verständigungsprozess. Er bildet die Grundlage für Entscheidungen über Art und Weise sowie Umfang der individuellen Pflege und Betreuung.

C2: Die Risikomatrix als ein wissenschaftsbasiertes Initialassessment

Mit einem einfachen Ankreuzverfahren (Prinzip der Matrix) erfolgt eine erste fachliche Einschätzung hinsichtlich pflegesensitiver Risiken und Phänomene. Wichtig ist hier, dass sich die Risiken und Phänomene auch in den Themenfeldern C1 wiederfinden.

Diese fachliche Einschätzung wird als »**wissenschaftsbasiertes Initialassessment**« bezeichnet. Die Matrix bildet übrigens die international häufigsten, mit Pflegebedürftigkeit assoziierten pflegesensitiven Risiken und Phänomene ab:

1. Dekubitus
2. Sturz
3. Inkontinenz
4. Schmerz
5. Ernährung

Diese Risiken entsprechen auch den Expertenstandards des Deutschen Netzwerks für Qualitätsentwicklung in der Pflege (DNQP).

Sonstiges

Das Feld »Sonstiges« stellt klar, dass die Aufzählung nicht abschließend ist und im Einzelfall weitergeführt werden kann. Dies ist sowohl eine fachliche als auch juristisch geprägte Entscheidung.

> **Hinweis**
>
> Jedes Risiko, das in der Matrix angekreuzt wird, muss in Zusammenhang mit den Informationen in den Themenfeldern stehen!

Erste fachliche Einschätzung der für die Pflege und Betreuung relevanten Risiken und Phänomene																					Sonstiges			
	Dekubitus				Sturz				Inkontinenz				Schmerz				Ernährung							
			weitere Einschätzung notwendig				weitere Einschätzung notwendig				weitere Einschätzung notwendig				weitere Einschätzung notwendig				weitere Einschätzung notwendig				weitere Einschätzung notwendig	
	ja	nein	ja	nein	ja	nein	ja	nein	ja	nein	ja	nein	ja	nein	ja	nein	ja	nein	ja	nein	ja	nein	ja	nein
1. kognitive und kommunikative Fähigkeiten	☐	☐	☐	☐	☐	☐	☐	☐	☐	☐	☐	☐	☐	☐	☐	☐	☐	☐	☐	☐	☐	☐	☐	☐
2. Mobilität und Beweglichkeit	☐	☐	☐	☐	☐	☐	☐	☐	☐	☐	☐	☐	☐	☐	☐	☐	☐	☐	☐	☐	☐	☐	☐	☐
3. krankheitsbezogene Anforderungen und Belastungen	☐	☐	☐	☐	☐	☐	☐	☐	☐	☐	☐	☐	☐	☐	☐	☐	☐	☐	☐	☐	☐	☐	☐	☐
4. Selbstversorgung	☐	☐	☐	☐	☐	☐	☐	☐	☐	☐	☐	☐	☐	☐	☐	☐	☐	☐	☐	☐	☐	☐	☐	☐
5. Leben in sozialen Beziehungen	☐	☐	☐	☐	☐	☐	☐	☐	☐	☐	☐	☐	☐	☐	☐	☐	☐	☐	☐	☐	☐	☐	☐	☐

Abb. 7: Risikomatrix bei der strukturierten Informationssammlung (SIS) stationär.

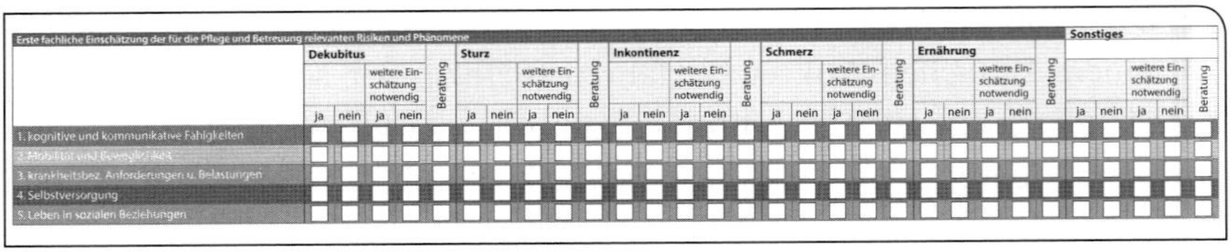

Abb. 8: Risikomatrix bei der strukturierten Informationssammlung (SIS) ambulant.

Das müssen Pflegefachkräfte wissen:

- Die Risikoeinschätzung muss mit »ja« oder »nein« über alle Themenfelder angekreuzt werden – unter Berücksichtigung der pflegefachlichen Erkenntnis der Situationseinschätzung in den Themenfeldern.
- **Wurde die Kategorie »nein« angekreuzt** (also kein Risiko oder ein kompensiertes Risiko vorliegt), ist keine weitere Einschätzung notwendig.
- **Wurde die Kategorie »nein« angekreuzt,** kann durch »die Setzung eines kurzfristigen Evaluationsdatums oder entsprechender zeitlich befristeter Anweisungen in der Maßnahmenplanung diese erste Entscheidung zeitnah überprüft werden«[20].
- **Wurde die Kategorie »ja« angekreuzt,** muss auch entschieden werden, ob das eindeutig genug für die Maßnahmenplanung ist oder ob es noch einer weiteren Einschätzung bedarf. Dazu muss in der Spalte »weitere Einschätzungen notwendig« mit ja/nein dokumentiert bzw. erfasst werden, ob der Einsatz eines Differenzialassessments, eine gezielte zeitlich befristete Bobachtung oder der Einsatz eines Fachexperten notwendig sind.

Kompensiertes Risiko/Phänomen

- »Ein **kompensiertes Risiko/Phänomen** (z. B. Sturz/Schmerz/Inkontinenz) ist mit »**nein**« zu bewerten.«[21]
- Ein Risiko kann aber nur dann als kompensiert bewertet werden, wenn in den Themenfeldern ersichtlich wird, wodurch das Risiko ausgeglichen und kompensiert wird.
- Ein kompensiertes Risiko/Phänomen »wird entweder anlässlich einer akuten Veränderung der Situation oder im Rahmen der Verlaufsbeobachtung durch ein eigens gesetztes Evaluationsdaten einer erneuten fachlichen Einschätzung unterzogen«[22].

---

20 BMG 2015, S. 33
21 BMG 2015, S. 34
22 Ebd.

Spalte »Beratung« in der Risikomatrix ambulant:
In der SIS ambulant ist in der Risikomatrix in jedem Risiko- und Phänomen-Bereich **das Feld »Beratung«** integriert (vgl. Abbildung 9).

Erste fachliche Einschätzung der für die Pflege und Betreuung relevanten Risiken und Phänomene	Dekubitus					Sturz				
			weitere Einschätzung notwendig		Beratung			weitere Einschätzung notwendig		Beratung
	ja	nein	ja	nein		ja	nein	ja	nein	
1. kognitive und kommunikative Fähigkeiten	☐	☐	☐	☐	☐	☐	☐	☐	☐	☐
2. Mobilität und Beweglichkeit	☐	☐	☐	☐	☐	☐	☐	☐	☐	☐
3. krankheitsbez. Anforderungen u. Belastungen	☐	☐	☐	☐	☐	☐	☐	☐	☐	☐
4. Selbstversorgung	☐	☐	☐	☐	☐	☐	☐	☐	☐	☐
5. Leben in sozialen Beziehungen	☐	☐	☐	☐	☐	☐	☐	☐	☐	☐

Abb. 9: Spalte Beratung in der Risikomatrix ambulant.

In der Spalte »Beratung« wird erfasst, ob eine Beratung in diesem Versorgungsbereich im Sinne von Information und Aufklärung beim Hausbesuch zu Risiken/Phänomen im Kontext zum jeweiligen Themenfeld erfolgt ist. **Insbesondere bei einer Diskrepanz zwischen der Auffassung des Pflegekunden und der Pflegefachperson** ist es wichtig, die Beratung bzw. den Hinweis auf ihre Inhalte auch im jeweiligen Themenfeld aufzuführen. Auch hier ist von einer schematischen Vorgehensweise abzuraten. Tragen Sie gezielt der individuellen Situation in der häuslichen Versorgung Rechnung.

Ggfs. kann es notwendig sein, im Maßnahmenplan ein Datum für ein notwendiges erneutes Beratungsgespräch festzulegen.

Fazit

Mit der Matrix zur Risikoeinschätzung wird ein Initialassessment abgebildet, das die Einschätzung der häufigsten pflegerelevanten Risiken abbildet.

Das ist die Rückbesinnung auf die fachliche Entscheidungskompetenz von Pflegefachkräften im Bereich des Risikomanagements.

Mit diesem Vorgehen wird der pflegefachlichen Einschätzung gegenüber einer schematischen, unreflektierten und oft nicht notwendigen Anwendung von standardisierten Einschätzungsinstrumenten der Vorrang gegeben.

Im einrichtungsinternen Qualitätsmanagement muss allerdings festgelegt werden, wie im Rahmen des Risikomanagements mit Risiken und Phänomen verfahren wird. Es empfiehlt sich, für jedes Risiko und Phänomen, zu dem ein Expertenstandard vorliegt, einen entsprechenden einrichtungsinternen Umsetzungsstandard zu entwickeln und zu hinterlegen.

Schnittstellendarstellung der pflegerelevanten Risiken und der Themenfelder an ausgewählten Beispielen

Themenfeld 4:
Selbstversorgung

Essen + Trinken:
- Versorgungsbedingte Mangelernährung + Flüssigkeitsversorgung

Ausscheidung:
- Stuhl und Urininkontinenz

Sich pflegen:
- Altershaut
- Diskrepanz zwischen Selbstwahrnehmung und Pflegerische Fachkompetenz

Kleiden:
- Falscher Umgang mit Brillen, Hörgeräte,
- Schuhwerk
- Falsche Kleidung: BH's, Hosen mit großen Knöpfen

Themenfeld 5:
Leben in sozialen Beziehungen
- Mangelnde Unterstützung von Angehörigen
- Diskrepanz zwischen Wahrnehmung von Angehörigen und Pflegerische Fachkompetenz
- Gefahr bei Isolation
- Bei vorhandenen Fähigkeit jedoch ohne Motivation von deren Einsatz
- Soziologischer Hintergrund = Lebensumstände

Themenfeld 1:
kognitive und kommunikative Fähigkeiten
- Wahrnehmungsstörung
- Kann Wünsche und Bedürfnisse nicht/adäquat äußern
- Wenn Informationen/ Aufforderung nicht umgesetzt und verstanden werden können
- Wenn keine Compliance vorhanden ist

Themenfeld 3:
Krankheitsbezogene Anforderungen und Belastungen
- Bei Durchblutungsstörungen
- Sensibilitätsstörungen
- Erkrankung des Nervensystems
- Nebenwirkungen der Medikation
- Stoffwechselstörungen
- Krankheitsbedingte Mangelernährung + Flüssigkeitsversorgung
- Krankheitsbedingte Hauterkrankungen

Themenfeld 2:
Mobilität und Beweglichkeit
- Kann Positionswechsel im Bett und im Sitzen nicht durchführen
- Fehlhaltung des Bewegungsapparates
- Kein Sachgerechter Umgang mit Hilfsmittel z. B. ATS

Abb. 10: Risiko und Phänomene bei Dekubitusrisiko.

Themenfeld 4:
Selbstversorgung

Essen + Trinken:
- Versorgungsbedingter Mangel an Ernährungs- und Flüssigkeitsaufnahme
- Diskrepanz zwischen Selbstbestimmung und pflegerischer Fachkompetenz
- Fehlernährung in Form zu viel und/oder einseitigen Aufnahme von Nährstoffen

Sich pflegen:
- Diskrepanz zwischen Selbstwahrnehmung und Pflegerische Fachkompetenz
- Unzureichende Mundhygiene

Kleiden:
- Falscher Umgang mit Hilfsmittel
- Unpraktische Kleidung

Themenfeld 5:
Leben in sozialen Beziehungen
- Mangelnde Unterstützung von Angehörigen
- Diskrepanz zwischen Wahrnehmung von Angehörigen und Pflegerische Fachkompetenz
- Gefahr bei Isolation
- Bei vorhandenen Fähigkeit jedoch ohne Motivation von deren Einsatz
- Soziologischer Hintergrund = Lebensumstände

Themenfeld 1:
kognitive und kommunikative Fähigkeiten
- Situative Desorientiertheit
- Informationen und Aufforderungen nicht umsetzten können
- Räumliche Orientierungslosigkeit
- Veränderte Selbstwahrnehmung z. B. gestörte Durst und Hungerempfinden
- Verändertes Reaktionsvermögen
- Kann Wünsche und Bedürfnisse nicht/adäquat äußern
- Wenn keine Compliance vorhanden ist
- Gestörte Sinneswahrnehmung

Themenfeld 3:
Krankheitsbezogene Anforderungen und Belastungen
- Nebenwirkungen von Medikamenten
- Auswirkungen von Neurologischen/ Psychiatrische Erkrankungen
- Erkrankungen mit Schluckstörungen
- Erkrankungen des Magen-/Darmtraktes
- Erkrankung mit Ernährungs- und/oder Flüssigkeitsvorgaben z. B. Bilanzierung
- Auswirkungen von Medikamenten und/oder von Therapien z. B. PEG
- Erkrankungen die ein erhöhten Kalorien und Eiweißbedarf benötigen
- Erkrankungen und/oder Veränderungen des Mundraums z. B. Soor-Parotitis

Themenfeld 2:
Mobilität und Beweglichkeit
- Nicht Sachgerechter Umgang mit Hilfsmittel
- Schonhaltung
- Verminderte und/oder Verlangsamte Bewegungsabläufe z. B. Grund für Übergewicht
- Verminderte Muskelkraft z. B. Kaumuskel
- Reduzierter Bewegungsradius z. B. Kontrakturen
- Motorische Einschränkung z. B. Greifen einer Gabel
- Veränderte und/oder Eingeschränkte Koordinationsabläufe

Abb. 11: Risiko und Phänomene bei der Ernährung/Flüssigkeitsversorgung.

Themenfeld 4:
Selbstversorgung

Essen + Trinken:
- Versorgungsbedingte Mangelernährung + Flüssigkeitsversorgung

Sich pflegen:
- Diskrepanz zwischen Selbstwahrnehmung und Pflegerische Fachkompetenz

Kleiden:
- Falscher Umgang mit Hilfsmittel
- Unpraktische Kleidung

Themenfeld 5:
Leben in sozialen Beziehungen
- Mangelnde Unterstützung von Angehörigen
- Diskrepanz zwischen Wahrnehmung von Angehörigen und Pflegerische Fachkompetenz
- Gefahr bei Isolation
- Bei vorhandenen Fähigkeit jedoch ohne Motivation von deren Einsatz
- Soziologischer Hintergrund = Lebensumstände

Themenfeld 1:
kognitive und kommunikative Fähigkeiten
- Wahrnehmungsstörung
- Kann Wünsche und Bedürfnisse nicht/ adäquat äußern
- Wenn Informationen/ Aufforderung nicht umgesetzt und verstanden werden können
- Wenn keine Compliance vorhanden ist
- Situative Desorientiertheit
- Räumliche Orientierungslosigkeit

Themenfeld 3:
Krankheitsbezogene Anforderungen und Belastungen
- Erkrankung des Nervensystems
- Nebenwirkungen der Medikation
- Krankheitsbedingte Flüssigkeitsversorgung
- Sehbeeinträchtigungen
- Auswirkungen von Herz-Kreislauferkrankungen und Stoffwechselerkrankungen
- Auswirkungen von Medikamenten und/oder von Therapien
- Erkrankung des Urogenitalbereiches z.B. Prostata-vergrößerung, Harnwegs-infekte
- Auswirkungen von Nephrologischen Erkrankungen
- Auswirkungen von Darmerkrankungen

Themenfeld 2:
Mobilität und Beweglichkeit
- Schonhaltung
- Fehlhaltung des Bewegungsapparates
- Veränderte Bewegungsabläufe
- Verminderte Muskelkraft
- Reduzierter Bewegungsradius
- Motorische Einschränkung
- Kein Sachgerechter Umgang mit Hilfsmittel z. B. Vorlagen

Abb. 12: Risiko und Phänomene bei Inkontinenzrisiko.

Themenfeld 4:
Selbstversorgung

Essen + Trinken:
- Versorgungsbedingte Mangelernährung + Flüssigkeitsversorgung

Ausscheidung:
- Stuhl (Obstipation)

Sich pflegen:
- Diskrepanz zwischen Selbstwahrnehmung und Pflegerische Fachkompetenz

Kleiden:
- Falsches Schuhwerk
- Zu große/zu kleine Kleidung
- Falscher Umgang mit Hilfsmittel
- Ungeeignete Schlafumgebung

Themenfeld 5:
Leben in sozialen Beziehungen
- Mangelnde Unterstützung von Angehörigen
- Diskrepanz zwischen Wahrnehmung von Angehörigen und Pflegerische Fachkompetenz
- Gefahr bei Isolation
- Bei vorhandenen Fähigkeit jedoch ohne Motivation von deren Einsatz
- Soziologischer Hintergrund = Lebensumstände

Themenfeld 1:
kognitive und kommunikative Fähigkeiten
- Informationen und Aufforderungen nicht umsetzten können
- Veränderte Selbstwahrnehmung z. B. Schmerzempfinden
- Kann Wünsche und Bedürfnisse nicht/adäquat äußern
- Wenn keine Compliance vorhanden ist
- Fehlerhafte und/oder keine Selbsteinschätzung/Fremdeinschätzungsmöglichkeit des Schmerzes

Themenfeld 3:
Krankheitsbezogene Anforderungen und Belastungen
- Krankheitsbedingte Einschränkung des Bewegungsapparates
- Erkrankung des Nervensystems
- Nebenwirkungen der Medikation
- Durchblutungsstörungen
- Sensibilitätsstörungen
- Krankheitsbedingte Mangelernährung + Flüssigkeitsversorgung
- Hauterkrankungen
- Folgen von Erkrankungen z. B. Unfälle, Traumatische Ereignisse, Phantomschmerz, Narben

Themenfeld 2:
Mobilität und Beweglichkeit
- Fehlhaltung/Schonhaltung des Bewegungsapparates
- Kein sachgerechter Umgang mit Hilfsmittel z. B. Schmerzpumpe
- Veränderte Bewegungsabläufe
- Verminderte Muskelkraft
- Reduzierter Bewegungsradius
- Motorische Einschränkung

Abb. 13: Risiko und Phänomene bei Schmerzrisiko.

Themenfeld 4:
Selbstversorgung

Essen + Trinken:
- Versorgungsbedingter Mangel an Ernährungs- und Flüssigkeitsaufnahme
- Diskrepanz zwischen Selbstbestimmung und pflegerischer Fachkompetenz

Ausscheidung:
- Schnittstelle zwischen TF 1 + 2

Sich pflegen:
- Zu große/zu kleine/zu lange Kleidung
- Falsches Schuhwerk

Kleiden:
- Diskrepanz zwischen Selbstbestimmung und pflegerischer Fachkompetenz

Themenfeld 5:
Leben in sozialen Beziehungen
- Bestehende Stolperfallen
- Mangelnde Unterstützung von Angehörigen
- Diskrepanz zwischen Wahrnehmung von Angehörigen und Pflegerische Fachkompetenz
- Gefahr bei Isolation
- Bei vorhandenen Fähigkeit jedoch ohne Motivation von deren Einsatz
- Soziologischer Hintergrund = Lebensumstände

Themenfeld 3:
Krankheitsbezogene Anforderungen und Belastungen
- Nebenwirkungen von Medikamenten
- Auswirkungen von Neurologischen Erkrankungen
- Sehbeeinträchtigungen
- Auswirkungen von Herz-Kreislauferkrankungen und Stoffwechselerkrankungen
- Auswirkungen von Medikamenten und/oder von Therapien
- Suchterkrankungen

Themenfeld 1:
kognitive und kommunikative Fähigkeiten
- Situative Desorientiertheit
- Informationen und Aufforderungen nicht umsetzten können
- Räumliche Orientierungslosigkeit
- Veränderte Selbstwahrnehmung
- Verändertes Reaktionsvermögen

Themenfeld 2:
Mobilität und Beweglichkeit
- Nicht sachgerechter Umgang mit Hilfsmittel
- Schonhaltung
- Veränderte Bewegungsabläufe
- Verminderte Muskelkraft
- Reduzierter Bewegungsradius
- Motorische Einschränkung

Abb. 14: Risiko und Phänomene bei Sturzrisiko.

2.2 Die individuelle Maßnahmenplanung

Die Maßnahmenplanung im Strukturmodell enthält handlungsanleitende Maßnahmen zur pflegerischen Versorgung und Betreuung. Die Grundlage dafür sind die Erkenntnisse der strukturierten Informationssammlung (SIS):

- Auf das separate/erneute Formulieren von Problemen, Ressourcen und Zielen wird also verzichtet. Diese wurden bereits im Rahmen der SIS aufgenommen.

- Ausgangspunkt für die Maßnahmenplanung sind die aus dem Verständigungsprozess gewonnenen Erkenntnisse und Vereinbarungen.
- Ergebnisse, die aus der Risikomatrix resultieren, müssen berücksichtigt werden.

Grundsätzlich gilt, dass jede Pflegeeinrichtung vorher eigene Strukturen und Prozesse entwickeln muss. Sie orientiert sich dabei an den einrichtungsbezogenen Rahmenbedingungen und Zielgruppen. So kann sie entsprechende Akzente als Ausdruck ihres Pflegeverständnisses setzen und stellt die Ausgestaltung und Umsetzung der Maßnahmen sicher.[23]

2.2.1 Varianten der Maßnahmenplanung

Für die Gestaltung der Maßnahmenplanung haben sich in der Praxis bisher drei Varianten bewährt (vgl. Tabelle 2).

Tabelle 2: Varianten[24] zur Strukturierung der Maßnahmenplanung

Ambulanter Bereich	Stationärer Bereich
Pflegeorganisation in Kombination mit Leistungskomplexen	Themenfelder kompakt
Leistungskomplexe in Kombination mit Themenfeldern	Tagesstruktur kompakt
	Tagesstruktur rational

Maßnahmenplanung stationär

Variante 1 – Themenfelder kompakt:
Die individuellen Wünsche und Vorlieben der pflegebedürftigen Person sind der individuellen Tagesstrukturierung als »Grundbotschaft« vorangestellt. Die alltäglichen pflegerischen Handlungen und Betreuungsangebote strukturieren sich gemäß den Themenfeldern. Hierzu zählen auch eventu-

---

23 Vgl. BMG 2015, S. 12

24 Informations- und Schulungsunterlagen für Pflegeeinrichtungen und Multiplikator(inn)en zur Einführung des Strukturmodells in der ambulanten und stationären Langzeitpflege (Version 1.2), Berlin, April 2015, Seite 51 ff, IM Internet: www.ein-step.de

elle Prophylaxen, die in den Ablauf der pflegerischen Handlung eingebunden sind. Maßnahmen der Behandlungspflege sind extra aufgeführt.

Variante 2 stationär – Tagesstruktur kompakt:
Hierbei wird der gesamte Tagesablauf mit den alltäglichen pflegerischen Handlungen und Betreuungsangeboten in der zeitlichen Reihenfolge für 24 Stunden einmal beschrieben. Individuelle Festlegungen der Leistungserbringung zu gewünschten Zeitpunkten und Maßnahmen der Behandlungspflege sowie eventuelle Prophylaxen sind integriert

Variante 3 stationär – Tagesstruktur rational:
Voranstellung der individuellen Wünsche und eine ausführliche Beschreibung der 24-Stunden-Versorgung, wobei regelhaft wiederkehrende pflegerische Handlungen der Pflege im Tagesablauf nur einmal beschrieben werden und in der Folge durch ein Kürzel im weiteren Tagesverlauf gekennzeichnet werden. Individuelle Festlegungen der Leistungserbringung zu gewünschten Zeitpunkten und Maßnahmen der Behandlungspflege sowie eventuelle Prophylaxen sind integriert.

Maßnahmenplanung ambulant
Die Struktur der ambulanten Maßnahmenplanung unterscheidet sich von der stationären dadurch, dass sie sich an den Rahmenbedingungen der häuslichen Versorgung zu orientieren hat und Art und Umfang durch die individuell vereinbarten Leistungen (gemäß des abgeschlossenen Pflegevertrags) vorgegeben sind.

Variante 1 ambulant – Pflegeorganisation in Kombination mit Leistungskomplexen:
Die erste Variante ist die Detailbeschreibung der Pflegeorganisation des Einsatzes in Kombination mit den Leistungskomplexen und zeitlichen Festlegungen individuell vereinbarter Unterstützungsleistungen.

Variante 2 ambulant – Leistungskomplexe in Kombination mit Themenfeldern:
Als weitere Variante hat sich im ambulanten Bereich eine Strukturierung nach individuell ausgestalteten Leistungskomplexen in Kombination mit den Themenfeldern der SIS als brauchbar erwiesen.

Hinweis

Im ambulanten Versorgungsbereich hat die Dokumentation der Beratung (wie oben bei der SIS bereits ausgeführt) zu erkannten Risiken, die beim ersten Hausbesuch angesprochen wurden, wegen des zeitlich begrenzten Zugangs zur pflegebedürftigen Person und der hierdurch eingeschränkten Möglichkeiten der Intervention, eine besondere Bedeutung.

Für die Maßnahmenplanung in der stationären Langzeitpflege hat sich die Form der rationalen Tagesstruktur bisher weitestgehend durchgesetzt. Sie enthält folgende Elemente:
- Grundbotschaft
- Handlungsleitende Beschreibung der 24-Stunden-Versorgung (pflegerische, hauswirtschaftliche und betreuende Maßnahmen). Regelmäßig wiederkehrende Handlungen der Pflege und Betreuung im Tagesablauf werden nur einmal beschrieben und in der Folge durch ein Kürzel im weiteren Tagesverlauf gekennzeichnet.
- Individuelle Festlegungen der Leistungserbringung zu gewünschten Zeitpunkten und Maßnahmen der Behandlungspflege sowie Maßnahmen, die aus individuellen Risiken und Phänomenen abgeleitet werden.

Für die Maßnahmenplanung in der ambulanten Pflege hat sich die Variante der Maßnahmenplanung unter Berücksichtigung der Leistungskomplexe bewährt. Ihre Elemente:
- Grundbotschaft
- Detailbeschreibung der Pflegeorganisation des Einsatzes, in Kombination mit den Leistungskomplexen und zeitliche Festlegung der individuell vereinbarten Unterstützungsleistungen

Die Struktur der ambulanten Maßnahmenplanung unterscheidet sich von der stationären Maßnahmenplanung, da sie sich an den Rahmenbedingungen der häuslichen Versorgung orientiert. Außerdem sind Art und Umfang durch die individuell vereinbarten Leistungen (gemäß des abgeschlossenen Pflegevertrags) vorgegeben.

Definition »Grundbotschaft«

Die Grundbotschaft beinhaltet eine knappe Darstellung von individuellen Wünschen, Vorlieben und besonderen pflege- und betreuungsrelevanten Aspekte der pflegebedürftigen Person. Diese werden in der individuellen Tagesstrukturierung als »Grundbotschaft« in der Maßnahmenplanung vorangestellt.

2.2.2 Strukturierungselemente der Maßnahmenplanung

Welche inhaltlichen Aspekte zur Formularstruktur in der Maßnahmenplanung integriert werden, entscheidet jede Einrichtung bzw. jeder Einsatzbereich (ambulante, teilstationäre und stationäre Langzeitpflege) selbst. Es sollten jedoch mindestens folgende Inhalte enthalten sein:

- Erstellungsdatum/Name der pflegebedürftigen Person
- Kurze Grundbotschaft zu Beginn der Maßnahmenplanung
- Zeitraum/Zeitpunkt der jeweiligen Maßnahme in der Tagesstruktur bzw. dem -korridor
- Maßnahmenbeschreibung (Handlungsanleitung)
- Grad/Art des Hilfebedarfs
- Hilfsmitteleinsatz
- Verweis auf die zugrunde gelegte Verfahrensanleitung (z. B. Standard, Pflegeleitlinie)
- Nummer des zugehörigen Themenfeldes oder Leistungskomplexes (ambulant)
- Evaluationsdatum
- Handzeichen der Pflegefachkraft

Es empfiehlt sich, die wesentlichen Botschaften aus Sicht der pflegebedürftigen Person, die im Rahmen der Bearbeitung der SIS erfasst wurden, **als kurze Grundbotschaft an den Beginn der Maßnahmenplanung** zu setzen.

Die Maßnahmenplanung wird handlungsleitend abgeleitet und abgebildet. Ihre Elemente:

- Grundpflegerische Versorgung (aus fachlicher Sicht oder Wunsch des Kunden über bestimmte Leistungen zu einem fixen Zeitpunkt und/oder variablen Zeitkorridoren)
- Besonderheiten von pflegerischen Aspekten im Zusammenhang mit der Durchführung von medizinischen Behandlungsmaßnahmen
- Psychosoziale Betreuung und soziale Alltagsbetreuung
- Erforderliche Maßnahmen des Risikomanagements
- Erforderliche Prophylaxen
- Beobachtung im Rahmen der Risikobewertung
- Besonderheiten des hauswirtschaftlichen Versorgung und Bedarfs

2.2.3 Leistungsnachweise

Einzelleistungsnachweise für wiederkehrende grundpflegerische Maßnahmen (SGB XI) im stationären Bereich entfallen, wenn die Maßnahmenplanungen und das interne Qualitätsmanagement entsprechende Aussagen enthalten (schriftliche Verfahrensanleitungen), anhand derer belegbar ist, wie diese »Immer-so-Leistungen« erbracht werden.

Folgende Einzelleistungsnachweise[25] werden im stationären Bereich erwartet:

- für Behandlungspflege,
- für Lagerungs- und Bewegungsprotokolle bei Dekubitusrisiko,
- ggf. bei individuell festgelegten Maßnahmen im Rahmen des Risikomanagements (z. B. Trink-/Ernährungspläne),
- für Leistungen nach § 87b SGB XI.

In der **ambulanten Pflege bleiben die Leistungsnachweise** zum Abrechnungszweck **erhalten**. Die Einzelleistungsdokumentation im Bereich der Behandlungspflege (SGB V/Ärztliche Delegation) bleibt sowohl im ambu-

25 Informations- und Schulungsunterlagen für Pflegeeinrichtungen und Multiplikator(inn)en zur Einführung des Strukturmodells in der ambulanten und stationären Langzeitpflege (Version 1.2), Berlin, April 2015, Seite 56, www.ein-step.de

lanten als auch im stationären Langzeitpflegebereich bestehen. Folgende Einzelleistungsnachweise[26] werden im ambulanten Bereich erwartet:

- für erbrachte Maßnahmen für Abrechnungszwecke entsprechend dem jeweiligen Pflegevertrag mit der pflegebedürftigen Person,
- für Behandlungspflege,
- für Lagerungs- und Bewegungsprotokolle bei Dekubitusrisiko,
- ggf. bei individuell festgelegten Maßnahmen im Rahmen des Risikomanagements (z. B. Trink-/Ernährungspläne),
- für Leistungen nach § 45b SGB XI.

Dokumentation der Behandlungspflege

Die Vorgehensweise bei behandlungspflegerischen Maßnahmen bleibt wie bisher. In der ambulanten Pflege erfolgt die Dokumentation der Behandlungspflege nach den Regelungen des SGB V.

2.3 Das Berichteblatt

Die Eintragungen im Berichteblatt beschränken sich auf zwei Elemente:

1. Dokumentation der Abweichungen von beschriebenen, routinemäßigen und wiederkehrenden Maßnahmen in Pflege und Betreuung (Immer-so-Leistungsbeschreibungen)
2. Dokumentation der pflegefachlichen Beobachtungen, tagesaktuellen Ereignissen und krankheitsbedingten Vorkommnissen

Grundsätzlich können alle an der Pflege und Betreuung beteiligten Personen (z. B. Mitarbeitende nach §§ 45a bzw. 87b SGB XI sowie andere therapeutische Gesundheitsfachberufe etc. im Berichteblatt dokumentieren.

Mitunter kann bei der Pflege von kognitiv stark eingeschränkten Pflegebedürftigen unter besonderer Fallkonstellation (abwehrendes Verhalten, Pflegebedürftige kann keine Auskunft erteilen) zu Beginn des Pflegeprozesses eine mehrtägige umfangreiche Dokumentation im Berichteblatt sinnvoll

---

[26] Ebd.

sein. Auf dieser Basis können die SIS als Grundlage erstellt und entsprechende Maßnahmen abgeleitet werden.

Dieses Vorgehen sollte im Rahmen des internen QM hinterlegt werden und erfolgt gegebenenfalls auch auf Basis von Festlegungen im Rahmen einer Fallbesprechung.
Wir raten dazu, insbesondere bei der Pflege und Betreuung von gerontopsychiatrisch Pflegebedürftigen, weiterhin Eintragungen zum Wohlbefinden/Unwohlsein sowie zur verbalen und nonverbalen Selbstbestimmung zu formulieren (vgl. PTVS, Frage 14.6/T35 und 14.4/T36[27]).

Die Eintragungen erfolgen innerhalb des vom QM formulierten Rahmens und unter Berücksichtigung des Datenschutzes. Eine Voraussetzung, um in dieser Art den Pflegeberichte zu gestalten, ist, dass die routinemäßigen, wiederkehrenden Pflegemaßnahmen durch entsprechende standardisierte Verfahrensanleitungen fachlich aussagefähig z. B. im Qualitätshandbuch (interne Qualitätssicherung) für die wichtigsten Pflegehandlungen hinterlegt sind (Erfüllung des »Immer-so-Beweises«).

2.4 Die Evaluation

Die Evaluation der Maßnahmenplanung erfolgt im Rahmen des internen Qualitätsmanagement im Qualitätshandbuch. Es handelt sich dabei um Festlegungen zur befristeten und routinemäßigen Evaluation des aus der SIS abgeleiteten Risikomanagements, der Maßnahmenplanung und des Pflegeberichtes.

Evaluationsintervalle können unterschiedlich sein

Im Vordergrund steht die Bewertung in fachlich angemessenen Abständen, abhängig vom der Gesundheitssituation und dem Pflegebedarf des Pflegebedürftigen.

---

27 GKV & MDS (2014). Grundlagen der Qualitätsprüfungen nach den §§ 114ff. SGB XI in der stationären Pflege. Essen/Berlin, S. 170f.

Die individuell angepasste Evaluation erfolgt in fachlich begründeten Zeitkorridoren durch:

- »aktive Setzung von Evaluationsdaten im Kontext »Fokus auf Abweichungen im Berichteblatt« (Zeitraum einer routinemäßigen Evaluation der Maßnahmenplanung);
- kurzfristig festzusetzende Evaluationsdaten im Kontext der Risikoeinschätzung;
- auch unter dem Aspekt einer zeitlich eng befristeten Beobachtung von pflegesensitiven Risiken und Phänomenen bei unklaren Ausgangslagen (»Ja« Matrix der SIS) zu Beginn der Pflege und Betreuung.«[28]

Anlassbezogene Evaluationen in akuten Situationen oder bei besonderen Ereignissen werden im Rahmen der fachpflegerischen Entscheidungskompetenz der Pflegefachkraft geführt (vgl. Kapitel 2.1.2).

Hinweis

Es ist Aufgabe des internen Qualitätsmanagements, Festlegungen zu treffen, in welchen Situationen bzw. zeitlichen Abständen eine Evaluation durchzuführen ist.*

* vgl. MDS & MDK 2015, S. 26

Wir halten fest: Es erfolgt eine Ablösung von einem routinemäßigen unreflektierten schematischen Umgang mit Assessments, diversen Skalen sowie Trink- und Essprotokollen. Stattdessen erfolgt eine gezielte fachliche Entscheidung durch die Pflegefachkraft im Umgang mit dem Element 4 »Evaluation« und Zusatzdokumenten unter Berücksichtigung der Gesamtsituation des Pflegebedürftigen.

[28] BMG 2015, S. 20

3 FALLBEISPIELE AUS DER STATIONÄREN PFLEGE

In den folgenden Fallbeispielen für den stationären Bereich werden die drei möglichen Varianten zur Strukturierung der Maßnahmenplanung dargestellt:

1. Fall 1: Themenfeldorientiert
2. Fall 2: Tagesstruktur kompakt
3. Fall 3: Tagesstruktur rational (vgl. Kapitel 2.2).

Hinweis

Grundsätzlich gilt, dass jede Pflegeeinrichtung hierzu vorab eigene Strukturen zur Ausgestaltung der Maßnahmenplanung entwickeln muss.

Die folgenden Planungen sind eine mögliche Form der Erfassung, aber keine Musterdokumentation!

<table>
<tr><th colspan="9">Auszüge: Tagesstrukturiende Maßnahmenplanung Frühdienst</th></tr>
<tr><td>Bewohnername</td><td></td><td></td><td>Nummer</td><td></td><td></td><td>HDZ</td><td></td><td></td></tr>
<tr><td>Geburtsdatum</td><td></td><td></td><td>Erstelldatum</td><td colspan="2"></td><td>Geplantes Evaluierungs-datum</td><td colspan="2"></td></tr>
<tr><td colspan="9"></td></tr>
<tr><td colspan="9">Grundbotschaft:</td></tr>
<tr><td colspan="9"></td></tr>
<tr><td>Geplante Zeit ca.</td><td colspan="5">Maßnahmenbeschreibung</td><td>Hilfsmittel</td><td colspan="2">VAPflege</td></tr>
<tr><td></td><td colspan="5"></td><td></td><td colspan="2"></td></tr>
<tr><td></td><td colspan="5"></td><td></td><td colspan="2"></td></tr>
<tr><td></td><td colspan="5"></td><td></td><td colspan="2"></td></tr>
<tr><td></td><td colspan="5"></td><td></td><td colspan="2"></td></tr>
<tr><td colspan="3">Behandlungspflege in Grau</td><td colspan="6">VAPflege = Verfahrensanweisung Pflege</td></tr>
</table>

Abb. 15: Beispiel für einen Maßnahmenplan.

3.1 Fall 1 – Frau Sieg und die Angst vor dem Alleinsein

3.1.1 Zusammenfassung und Eckdaten

Frau Sieg ist 73 Jahre alt, verwitwet und Mutter einer Tochter. Sie lebt seit 20 Jahren auf dem Land, war gemeinsam mit ihrem Mann selbstständig tätig. Nachdem ihr Mann vor zwei Jahren verstarb, wurde sie immer vergesslicher. Ihr Hausarzt diagnostizierte schließlich eine Alzheimer Demenz. Frau Sieg hat sich nun entschieden, in ein Pflegeheim zu ziehen.

3.1.2 B-Frage

Was bewegt Sie im Augenblick? Was brauchen Sie? Was können wir für Sie tun?

Frau Sieg kommt in Begleitung ihrer Tochter. Nach einem kurzen Vorstellungsgespräch sagt sie: »Wissen Sie, ich war schon immer selbstständig, habe immer meinen eigenen Kopf gehabt. Ich habe einfach Angst, allein zuhause zu sein. Das will ich nicht. Ich möchte mich jetzt bei klarem Verstand in so einer Einrichtung einleben. Jetzt bin ich halbwegs noch klar. Die Tochter nickt zustimmend und sagt: »Ich kann dazu nicht mehr sagen. Genauso ist es!«

3.1.3 Die Themenfelder

Themenfeld 1: Kognitive und kommunikative Fähigkeiten

Laut Aussage von Frau Sieg kann sie – wegen einer Hör- und Sehschwäche – erst nach einer längeren Zeit im Gespräch die Person erkennen. Sie kann sich in der außerhäuslichen Umgebung nicht orientieren. »Das konnte ich noch nie.« In ihrer Wohnung existieren solche Schwierigkeiten hingegen nicht, laut ihrer Aussage. Frau Sieg hat Schwierigkeiten, sich an manche kurz zurückliegende Ereignisse zu erinnern und/oder muss hierzu länger nachdenken.

Laut eigener Aussage verliert sie manchmal den Faden und vergisst, welcher Handlungsschritt der nächste ist. Einfache Bitten und Aufforderungen (wie z. B. »Setz dich bitte an den Tisch«, »Zieh dir die Jacke über«, »Komm zum Essen«, »Prosit«) werden verstanden. Aufforderungen in nicht alltäglichen Situationen müssen erklärt werden.

Frau Sieg kommt in Gesprächen mit einer Person gut zurecht, in Gruppen ist sie jedoch meist überfordert und verliert den Faden. Wortfindungsstörungen treten regelmäßig auf. Frau Sieg ist häufig auf laute Ansprache oder Wiederholung von Worten/Sätzen angewiesen.

Themenfeld 2: Mobilität und Beweglichkeit

Frau Sieg kann nach Anreichen der Hand ihre Lage im Bett verändern. Sie kann sich ohne Seitenstütze aber nur kurz selbstständig in der Sitzposition halten. Sitzt sie in einem Sessel mit Armlehnen, kann sie längere Zeit dort verweilen. Frau Sieg kann aus eigener Kraft aufstehen oder sich umsetzen, wenn ihr jemand die Hand oder den Arm reicht. Sie kann diese Aktivität überwiegend selbstständig durchführen. Personelle Hilfe ist erforderlich, etwa das Bereitstellen von Hilfsmitteln (Rollator). Frau Sieg kann eine Treppe allein steigen, benötigt aber Begleitung wegen eines Sturzrisikos.

Themenfeld 3: Krankheitsbezogene Anforderungen und Belastungen

Frau Sieg benötigt Hilfestellung bei der Medikamenteneinnahme. Sie gibt an, dass sie die eine oder andere Tablette schon einmal vergisst. Werden Medikamente hingegen angereicht, nimmt sie diese auch selbstständig ein.

Themenfeld 4: Selbstversorgung

Frau Sieg kann eine Aktivität selbstständig durchführen, wenn benötigte Gegenstände (z. B. Seife, Waschlappen) bereitgelegt werden. Auch das Aufdrehen der Zahnpastatube oder das Auftragen der Zahnpasta auf die Bürste erledigt sie selbstständig. Beim Duschen kann sie die Aktivität selbständig durchführen, wenn Utensilien vorbereitet bzw. bereitgestellt wurden. Einzelne Handreichungen müssen geleistet werden, z. B. Hilfe beim Haarewaschen und/oder Fönen. Während des Duschens muss aus Sicherheitsgründen jemand anwesend sein.

Frau Sieg kann sich nach Anreichen der Kleidungsstücke selbst anziehen. Sie gibt an, dass sie punktuell Hilfe benötigt, z. B. beim Öffnen einer Flasche oder beim Schneiden von sehr harten Nahrungsmitteln. Frau Sieg kann überwiegend selbstständig essen. Sie kann selbstständig trinken, wenn ein Glas/eine Tasse in ihrem Aktionsradius positioniert wird oder sie ans Trinken erinnert wird. Hilfe bei der Intimhygiene benötigt Frau Sieg nur nach Stuhlgang. Sie braucht aber Unterstützung beim Hinsetzen/Aufstehen von der Toilette und Hilfe beim Richten der Bekleidung (Aussage der Tochter). Bei Inkontinenzvorlagenwechsel kann Frau Sieg die Aktivität überwiegend selbstständig durchführen, wenn entsprechende Systeme bereit gelegt werden.

Themenfeld 5: Leben in sozialen Beziehungen

Frau Sieg kann sich bei vorgegebener Tagesstruktur an Zeiten halten. Es reichen Erinnerungshilfen an vereinbarte Termine oder Orientierungshilfen, z. B. das Anstellen von Radio oder Fernsehen zu regelmäßigen Sendungen. Die Routineabläufe kann Frau Sieg weitgehend selbstständig gestalten. Bei ungewohnten Veränderungen benötigt sie Unterstützung. Frau Sieg benötigt ggf. zeitliche Orientierungshilfen beim Wecken oder der Aufforderung, schlafen zu gehen. Ihre Nachtruhe ist meist ungestört, nur gelegentlich tritt nachts ein Hilfebedarf auf.

Frau Sieg nimmt sich etwas vor, muss aber erinnert werden, dies auch durchzuführen. Der Umgang mit bekannten Personen erfolgt selbstständig. Zur Kontaktaufnahme mit Fremden ist Anstoß erforderlich, z. B. die Anregung, zu einem neuen Mitbewohner Kontakt aufzunehmen.

Frau Sieg kann planen, braucht aber Hilfe beim Umsetzen, z. B. Erinnerungszettel, Telefonnummern mit Namen (ggf. mit Bild), Erinnern und Nachfragen, ob Kontakt hergestellt wurde, oder Erinnern an Terminabsprachen. Wenn jemand die Telefonnummer wählt, kann Frau Sieg das Gespräch führen.

Themenfeld 6: Wohnen/Häuslichkeit

Frau Sieg ist in der Lage, über ihre finanziellen Angelegenheiten zu entscheiden, muss aber andere mit der Ausführung beauftragen oder benötigt vermehrt Erklärungen, entscheidet danach aber selbst. Frau Sieg kann auch über

Behördenangelegenheiten entscheiden, benötigt aber Hilfe, z. B. beim Ausfüllen von Dokumenten oder Erklärungen, entscheidet danach aber selbst.

Frau Sieg möchte gern in ihrem Zimmer ihren Lieblingssessel von zuhause haben. Das Foto ihres Ehemannes muss immer auf dem Nachtschrank oder da, wo sie gerade sitzt, stehen.

3.1.4 Maßnahmenplanung nach Themenfeldorientierung

Die Grundbotschaft

»Ich habe einfach Angst, allein zuhause zu sein. Das will ich nicht. Ich möchte mich jetzt bei klarem Verstand in so einer Einrichtung einleben. Jetzt bin ich halbwegs noch klar.«

Themenfeld 1: Kognitive und kommunikative Fähigkeiten

- Benötigt Hilfestellung beim Einsetzen und Herausnehmen der Hörgeräte. Brille wird nach Bereitlegen durch die Pflegekraft selbstständig aufgesetzt.
- Benötigt Begleitung außerhalb des Wohnbereichs, da sie sich noch einleben muss.
- Zeitliche Orientierung durch eine Uhr in ihrem Zimmer über dem Fernseher und Information der Pflegekraft bei jeder pflegerischen Tätigkeit.
- Integratives Gedächtnistraining für das Kurzzeitgedächtnis erfolgt während der Grundpflege durch die Pflegekraft. Frau Sieg wird befragt, wann sie zu Bett gegangen ist, was sie gestern gemacht hat, was sie gestern Abend gegessen hat.
- Handlungsschritte während der Grundpflege werden angeregt: »Frau Sieg, was machen Sie jetzt als nächstes?«
- Zur Entscheidungsfindung für komplexere Angelegenheiten sollten Frau Sieg zwei Möglichkeiten gegeben werden und sie soll sich für eine entscheiden.
- Außerhalb ihres Zimmers muss Frau Sieg stets zu Gefahren und Risiken beraten werden, z. B. Laufen ohne Rollator oder zu lange in einer Sitzposition zu verharren.
- Aufforderungen werden kurz und knapp formuliert, z. B.: »Bitte, setzen Sie sich hin« – »Ziehen Sie bitte die Jacke an.«

- Bei Gruppenangeboten sollte darauf geachtet werden, dass diese nicht über mehr als vier Teilnehmer verfügen. Frau Sieg verliert sonst den Faden und fühlt sich nicht wohl.
- Frau Sieg neigt zu Wortfindungsstörungen. Daher benötigt sie im Gespräch Zeit, um Wörter und Sätze entsprechend zu formulieren. Sie sollte währenddessen nicht bedrängt werden, sondern stets die Möglichkeit haben, gesuchte Wörter zu umschreiben.

Relevante Beratungsthemen: Sturz
Relevant im: Früh

Themenfeld 2: Mobilität und Beweglichkeit

- Bei nächtlichen Positionswechseln im Bett benötigt Frau Sieg Hilfe. Sie braucht auch die Hand einer anderen Person, wenn sie aufstehen möchte. Mikrobewegungen kann sie selbstständig durchführen.
- Beim Transfer Bett/Toilettenstuhl/Sessel oder Stuhl benötigt sie Hilfestellung (Darreichen der Hand). Sie kann dann selbstständig aufstehen.
- Zum Laufen benötigt Frau Sieg die Unterstützung ihres Rollators.
- Während des Laufens sollte Frau Sieg beobachtet werden. 1x wöchentlich wird dokumentiert, ob sich ihre Bewegungsabläufe verändert haben. Z.Zt. sind diese wie folgt: Oberkörper leicht nach vorn gebeugt, Rollator körpernah, Schrittfolge gleichmäßig und sicher. Kann mehr als acht Meter ohne Pause laufen.
- 1x täglich Treppen hinauf- und hinuntersteigen, in Begleitung einer Pflegekraft. Z. Zt. schafft Frau Sieg sechs Stufen.

Relevante Beratungsthemen: Sturz
Relevant im: Früh, Spät, Nacht

Themenfeld 3: Krankheitsbezogene Anforderungen und Belastungen

- Frau Sieg werden die Medikamente dargereicht.
- Sie nimmt diese immer mit stillem Wasser ein.
- Die Darreichung erfolgt um 8:00, 12:00 und 19:00 Uhr.

Relevante Beratungsthemen: Keine
Relevant im: Früh, Spät

Themenfeld 4: Selbstversorgung

- Frau Sieg wird ins Bad begleitet. Dort führt sie einen Toilettengang durch. Die Pflegekraft wartet vor der Tür und/oder öffnet das Fenster und lüftet das Bett.
- Frau Sieg meldet verbal, dass sie fertig ist. Sie wird dann zum Waschbecken begleitet, wo sie sich auf den Stuhl setzen kann.
- Pflegekraft bereitet für die grundpflegerischen Versorgung alles vor:
  - Mundpflege: Becher mit lauwarmen Wasser, Zahnpasta auf die Zahnbürste, den Rest führt Frau Sieg selbstständig durch. (In Kombination mit Themenfeld 1)
  - Oberkörper: Waschlappen und Duschgel, Wasser (Temperatur bestimmt Frau Sieg selbst) im Waschbecken, den Rest erledigt Frau Sieg selbständig. (In Kombination mit Themenfeld 1)
  - Rückenwaschen erfolgt durch Pflegekraft. Frau Sieg liebt es, wenn ein rauer Waschlappen benutzt wird und ihr Rücken anschließend trocken geschrubbt wird.
  - Reinigung der unteren Extremitäten erfolgt durch Pflegekraft. Dabei hebt Frau Sieg die Beine gestreckt an. Auf Wunsch werden diese eingecremt.
  - Intimhygiene: Pflegekraft hilft Frau Sieg beim Hinstellen (siehe Themenfeld 2), reicht ihr den Waschlappen, mit dem sich Frau Sieg den vorderen Intimbereich selbst wäscht und abtrocknet. Den hinteren Bereich übernimmt die Pflegekraft.
  - Duschen: Frau Sieg setzt sich auf den Duschstuhl, der Duschkopf wird angereicht. Frau Sieg temperiert das Wasser selbst. Sie braust sich ab, seift sich ein und duscht die Seife wieder ab. Die unteren Extremitäten, Rücken und Intimbereich übernimmt die Pflegekraft. Dazu benutzt sie einen Naturschwamm. Haare waschen: Frau Sieg erhält Shampoo in die Hand und wäscht sich die Haare selbst.
  - An und Auskleiden: Frau Sieg sucht sich jeden Abend für den Folgetag ihre Kleidung selbst aus und sagt der Pflegekraft, was sie anziehen möchte. Vor der Grundpflege zieht sie sich am Waschbecken selbstständig aus. Wenn die Pflegekraft ihr die Kleidungsstücke anreicht, zieht sie diese selbstständig an. Untere Extremitäten: Hier benötigt Frau Sieg eine komplette Übernahme durch die Pflegekraft.
  - Kämmen: Frau Sieg liebt es, wenn ihr die Haare gekämmt und frisiert werden. Sie trägt ihre schulterlangen Haare immer zu einem Pferde-

  schwanz gebunden. Nach dem Duschen übernimmt die Pflegekraft das Föhnen. Die Tochter organisiert den Friseurbesuch.
  - Essen: Frau Sieg benötigt Hilfestellung beim Schneiden von Fleisch und/oder Schmieren von Brötchen. Kartoffeln zerkleinert sie selbstständig, wenn Messer und Gabel bereitliegen. Eine Pflegekraft sagt ihr, dass sie mit dem Essen beginnen kann und achtet darauf, dass sie nicht aufhört, bevor sie nicht gesättigt ist.
- Trinken: Frau Sieg trinkt nach Bereitstellung von Wasser (still) selbstständig. In der Regel trinkt sie über den Tag verteilt zwei Liter. Sie benötigt aufgedrehte Flaschen. Morgens trinkt sie fünf Tassen Kaffee (schwarz), abends und über den restlichen Tag stilles Wasser.
- Ausscheidung: Frau Sieg meldet sich für die Toilettengänge am Tage und in der Nacht. Sie wird auf ihr Zimmer begleitet (sie möchte nicht woanders hin), setzt sich selbst auf die Toilette und meldet sich, wenn sie fertig ist. Die Pflegekraft hilft beim Aufstehen und ggf. bei der Intimhygiene, indem sie das Toilettenpapier anreicht. Wenn Frau Sieg Stuhlgang hatte, wünscht sie eine Reinigung mit Waschlappen und lauwarmem Wasser. Sie benutzt kleine Vorlagen, die sie bei Bedarf selbst wechselt. Die Pflegekraft kontrolliert, ob genügend Vorlagen für den täglichen Bedarf vorhanden sind (in der Regel: drei Stück pro Tag).

Relevante Beratungsthemen:	Sturz
Relevant im:	Früh, Spät, Nacht

Themenfeld 5: Leben in sozialen Beziehungen

- Um 7:30 Uhr möchte Frau Sieg geweckt werden.
- Um 8:30 Uhr möchte sie in der Regel frühstücken.
- Um 12:30 Uhr möchte sie ihr Mittagessen.
- Um 18:00 Uhr möchte sie zu Abend essen.
- Eine Ruhephase um 13:00 Uhr fordert sie selbst ein und möchte dann in ihrem Sessel ruhen.
- Am Tage wünscht sie, dass ihr Radio eingeschaltet wird (WDR 4).
- Ab 19:00 Uhr möchte sie Fernsehen schauen. Sie hat ihre Lieblingssendungen, die sie mit ihrer Fernbedienung selbstständig wählt.
- Sie möchte um 23:00 Uhr einen letzten Toilettengang und dann schlafen.
- Betreuungsangebote: Frau Sieg entscheidet täglich, ob sie daran teilnehmen möchte oder nicht.

- Sie bekommt einmal die Woche Besuch von ihrer Tochter. In der Regel samstags.
- Bei direkter Ansprache unterhält sich Frau Sieg gern mit bekannten Personen. Ihren Mitbewohnern gegenüber ist sie zurückhaltend und benötigt Anstöße für eine Unterhaltung, z. B.: »Frau Sieg, können Sie einmal schauen, ob Frau Müller Hilfe benötigt?«
- Wenn Frau Sieg ihre Tochter anrufen möchte, wählt die Pflegekraft die Nummer, wartet das Freizeichen ab und reicht den Hörer dann an Frau Sieg weiter.
- Wenn Frau Sieg Aktivitäten plant, schreibt die Pflegekraft ihr einen Erinnerungszettel, z. B. Geschenkkäufe oder Friseurbesuch. Dann besorgt die Tochter das Geld vom Verwahrgeldkonto. Frau Sieg bekommt es ausgehändigt, um ihre Wünsche umsetzen zu können.

Relevante Beratungsthemen: Sturz
Relevant im: Früh, Spät

Themenfeld 6: Wohnen und Häuslichkeit

- Das Bild des Ehemannes muss sich stets in Sichtweite von Frau Sieg befinden, egal, wo sie sich in ihrem Zimmer gerade aufhält.
- Mittags und zu den Abendstunden setzt sich Frau Sieg am liebsten in ihren Sessel.

Relevante Beratungsthemen: Keine
Relevant im: Früh, Spät, Nacht

3.2 Fall 2 – Herr Ernst und die Suche nach einem guten Zuhause

3.2.1 Zusammenfassung und Eckdaten

Herr Ernst ist 79 Jahre, war seit seinem 30. Lebensjahr selbstständig. Er hat in den letzten fünf Jahren eine vaskuläre Demenz entwickelt. Zu seinen zwei verheirateten Söhnen besteht ein sehr guter Kontakt. Herr Ernst war 20 Jahre verheiratet. Seine Ehefrau starb vor vier Jahren. Nun soll Herr Ernst in ein Pflegeheim umziehen, weil Sohn und Schwiegertochter mit der Pflege überfordert sind.

3.2.2 B-Frage

Was bewegt Sie im Augenblick? Was brauchen Sie? Was können wir für Sie tun?

Das Erstgespräch findet in dem Zimmer statt, in das Herr Ernst einziehen wird. Sein Sohn gibt an, dass Herr Ernst nicht mehr in der Lage ist, sich zu äußern (s. Themenfeld 1). Deswegen übernimmt er die Informationsweitergabe: »Wir sind zuhause nicht mehr zurechtgekommen. Ich muss arbeiten und der ambulante Dienst hatte keine Leute mehr, welche meinen Vater versorgen konnten. Dann ist da noch meine Frau. Sie war so überfordert, dass sie es nicht mehr geschafft hat und wir uns fast getrennt haben. Wir können nicht mehr, wir haben kein Privatleben mehr. Das geht ganz schön an die Psyche. Ich will einfach nur, dass mein Vater hier gut aufgehoben ist und dass es keine Personalprobleme gibt. Kann ja nicht sein, dass ich Ihnen Ihren Job erklären muss.«

3.2.3 Die Themenfelder

Themenfeld 1: Kognitive und kommunikative Fähigkeiten

Lt. Aussage des Sohnes kann Herr Ernst aus dem näheren Umfeld stammende Personen nur selten erkennen. Er habe bereits seine Enkelkinder nicht mehr erkannt. Zudem habe er Schwierigkeiten, sich in seiner gewohnten Wohnumgebung zurechtzufinden: Wenn er zur Toilette will, läuft er immer aus dem Haus. »Selbst nach zwei Jahren, in denen er bei uns lebt, kann er regelmäßig genutzte Räumlichkeiten und Wege in unserem Haus nicht immer erkennen.«

Die zeitliche Orientierung ist die meiste Zeit über nur in Ansätzen vorhanden. Kurz zurückliegende Ereignisse werden häufig vergessen. Nicht alle, aber wichtige Ereignisse aus der eigenen Lebensgeschichte sind Herrn Ernst noch präsent, besonders die Zeit, als er beruflich unterwegs war. Bei alltäglichen Verrichtungen verwechselt Herr Ernst regelmäßig die Reihenfolge der einzelnen Handlungsschritte oder vergisst einzelne, notwendige Handlungsschritte (s. Themenfeld 4). Elementare Bedürfnisse sind nur aus nonverbalen Reaktionen (Mimik, Gestik, Lautäußerungen) ableitbar. »Wenn es meinem Vater gut geht, läuft er sehr viel umher. Wenn er seine Ruhe haben möchte, legt er sich ins Bett und bleibt dort. Am liebsten schaut er sich dann Spielfilme an« (s. Themenfeld 5). Der Sohn wünscht, dass das nicht verändert wird. Herr Ernst zeigt nur wenig Eigeninitiative, reagiert aber auf geschlossene Fragen mit »ja« oder »nein«.

Themenfeld 2: Mobilität und Beweglichkeit

Lt. Auskunft des Sohnes kann Herr Ernst beim Positionswechsel nur wenig mithelfen. Er kann sich z. B. auf den Rücken rollen und am Bettgestell festhalten. Er kann in einem Sessel oder Lagerungsstuhl mit entsprechenden Rücken- und Seitenstützen längere Zeit aufrecht sitzen. Der Sohn muss beim Aufstehen/Umsetzen (erheblichen) Kraftaufwand aufbringen, um Herrn Ernst hochziehen zu können und zu stützen. Dabei kann Herr Ernst jedoch in geringem Maße mithelfen, z. B. mit kurzzeitigem Stehen. Gehen im Haus ist nur mit Stützen oder Festhalten möglich. Das Treppensteigen ist erschwert, da Herr Ernst gestützt werden muss.

Herr Ernst neigt zu Kontrakturen in den oberen Extremitäten. Hier muss der Bewegungsradius der Schulter, Ellenbogen und Fingergelenke beobachtet werden. Das Sturzrisiko wird durch die Pflegefachkraft kompensiert. Das Dekubitusrisiko muss beobachtet werden.

Themenfeld 3: Krankheitsbezogene Anforderungen und Belastungen

Lt. Auskunft des Sohnes hat Herr Ernst eine fehlende Einsicht zur Einnahme von Medikamenten. Er mag keine großen Tabletten und hat Schwierigkeiten diese zu schlucken. Kontrollierte Medikamenteneinnahme (s. Themenfeld 1) ist erforderlich. Es muss beobachtet werden, mit welchem Getränk oder Nahrungsmittel Herr Ernst diese am besten zu sich nehmen kann.

Lt. Auskunft des Sohnes hat Herr Ernst keinerlei Kreislaufprobleme. Er mag am liebsten kühles Wetter. Wenn es zu warm wird, kann es sein, dass Herr Ernst sich komplett ausziehen möchte. Zudem neigt Herr Ernst zu Migräneanfällen. Wenn er diese bekommt, zuckt in der Regel sein rechtes Auge oder er wird verbal unruhig und spricht sehr laut. Von seiner Familie bekam Herr Ernst in diesen Fällen ein Schmerzmedikament, benötigt dann Ruhe und möchte nur schlafen. Er liebt es, danach heiß zu duschen oder heiße Föhnluft zu erhalten, die über seinen Kopf hinweg strömt. Sonst hat Herr Ernst – laut Auskunft des Sohnes – keine Schmerzen. Schmerzrisiko beobachten.

Themenfeld 4: Selbstversorgung

Herr Ernst beginnt in der Regel mit dem Zähneputzen, ohne die Aktivität zu Ende zu führen. Er mag nicht rasiert werden. Außerdem kann er sich nur den vorderen Intimbereich waschen. Der Rest muss von einer Pflegekraft übernommen werden. Herr Ernst kann beim An- und Auskleiden begrenzt mithelfen, indem er etwa die Hände in die Ärmel eines bereitgehaltenen T-Shirts schiebt. Er kann aber die Hose bis zur Taille selbstständig hochziehen, wenn eine Pflegekraft diese zuvor über seine Füße gezogen hat.

Teilweise schneidet Herr Ernst zwar belegte Brotscheiben, schafft es aber nicht, mundgerechte Stücke herzustellen. Oder er gießt aus einer Flasche Wasser ins Glas, verschüttet das Wasser dabei jedoch regelmäßig. Das Glas muss ihm in die Hand gegeben werden, das Trinken erfolgt jedoch selbstständig. Er liebt »Cola Zero«.

Herr Ernst meldet sich für einen Toilettengang und kann einzelne Handlungen selbst ausführen, z. B. die Bekleidung richten. Er hilft auch beim

Wechsel des Inkontinenzsystems mit. Er benötigt kleine Vorlagen. Ausscheidungsintervalle beobachten.

Themenfeld 5: Leben in sozialen Beziehungen

Herr Ernst benötigt Unterstützung beim Planen des Tagesablaufs. Lt. Auskunft seines Sohnes ist er aber in der Lage, Zustimmung oder Ablehnung zu Strukturierungsangeboten zu signalisieren (s. Themenfeld). Es treten regelmäßig Einschlafprobleme und/oder nächtliche Unruhe auf, die Herr Ernst nicht allein bewältigen kann. Deshalb sind regelmäßige Einschlafrituale und beruhigende Ansprache des Nachts erforderlich. Lt. Auskunft des Sohnes kann Herr Ernst am besten vor dem Fernseher einschlafen.

Herr Ernst plant von sich aus keine Aktivitäten, entscheidet aber mit Unterstützung durch andere Personen, an welchen er teilnehmen möchte. Er muss dann an die Umsetzung seiner Entscheidungen erinnert werden. Herr Ernst ergreift von sich aus kaum Initiative, reagiert aber auf direkte Ansprache. Lt. Auskunft des Sohnes war das bis vor einem halben Jahr noch anders. Früher war Herr Ernst ein sehr kontaktfreudiger Mensch. »Egal, wo er hinkam – Es hat keine halbe Stunde gedauert und er war mit wildfremden Menschen in Kontakt.«

Themenfeld 6: Wohnen/Häuslichkeit

Herr Ernst kann sich beispielsweise an Entscheidungen beteiligen, die Umsetzung aber nicht mehr selbst organisieren. Das erledigt dann der Sohn. Lt. Auskunft des Sohnes liebt Herr Ernst eine gemütliche Einrichtung. Nachfrage der Pflegekraft ist er immer über die rechte Seite des Bettes ausgestiegen.

Fallkonstellation 2 Tagesstruktur kompakt
Maßnahmenplanung Frühschicht

Bewohnername:	Hr. Ernst	**Nummer:**	1	**Hdz.:** AP
Geburtsdatum:	2.6.1948	**Erstelldatum:**	2.12.2015	**Evaluierungsdatum:** 31.01.2016

Grundbotschaft: Ehefrau vom Sohn und der Sohn waren mit der Situation zuhause überfordert und haben die Versorgung nicht mehr geschafft. Wir möchten das mein Vater hier gut aufgehoben ist.

Uhr-zeit	**Maßnahmen:** **Früh** ☒ **Spät** ☐ **Nacht** ☐	**Betroffene Themenfelder**	**VA-Pflege**	**Hilfs-mittel**
6:30	Hr. Ernst wünscht geweckt zu werden.	5		
	Transfer auf die Bettkante muss verbal angeleitet werden zum Teil auch übernommen werden. Bitte beobachten vom 13.11. – 16.11.2015	2,4		
	Transfer ins Bad, erfolgt mit einem Rollator, PK unterstützt Ihn.	2,4		
	Toilettengang anbieten. Dabei kann Hr. Er sich die Kleidung selbst herunterziehen und sich auf die Toilette setzen.	4		
	PK räumt in der Zwischenzeit das Zimmer auf und ggf. macht sie das Bett.	6		
	Wenn Hr. Er fertig ist meldet er sich verbal. PK begleitet ihn anschließend zum Waschbecken, wo er sich zuerst die Zähne putzen möchte. PK muss vor Ort bleiben und ihm mitteilen was er als nächstes machen soll.	4		
	Oberkörper waschen erfolgt ebenfalls unter verbaler Anleitung der PK	4		
	Rücken übernimmt PK und die unteren Extremitäten	4		
	Vorderer Intimbereich erfolgt über Hr. Er unter Anleitung. Hinterer Intimbereich übernimmt PK.	4		
	Dekubitusprophylaxe: Hautbeobachtung vom 13.11. – 18.11. an Fersen, Gesäß	2,4		
	Vorlieben: Hr. Er liebt sehr heißes Wasser, Temperatur bestimmt er täglich neu, Pflegeutensilien werden vom Sohn mitgebracht.er wünscht keine Einreibungen mit Körperlotion. Rasur einmal wöchentlich, trocken.	4		
	Hr. Er wird in sein Zimmer begleitet. Hier die Bewegungsabläufe weiter beobachten vom 13.11.– 20.11. um zu prüfen ob er kräftiger wird in den Beinen.	2		

	Hr. Er erhält beim ankleiden Unterstützung, ihm werden einzeln die Kleidungsstücke angereicht, er schlüpft in die Kleidungsstücke.	4		
Uhr-zeit	**Maßnahmen:** **Früh ☒ Spät ☐ Nacht ☐**	**Betroffene Themenfelder**	**VA-Pflege**	**Hilfs-mittel**
7:30	Hr. Er wird mit dem Rollator in den Speisesaal begleitet.	2		
	Hr. Er wünscht jeden Morgen eine Scheibe Stuten mit Nutella und zwei Tassen Kaffee mit Vollmilch zum Frühstück. Nach Bereitstellung der Utensilien kann er sich das Frühstück selbst zubereiten.	4		
8:00	**Medigabe:** Hr. Er bekommt nach den Mahlzeiten seine Medikamente in die Hand, es wird erläutert wofür diese sind, PK bleibt bei Ihm bis er diese eingenommen hat.	3		
8:15	Hr. Er geht dann in Begleitung von PK zurück auf sein Zimmer. Möchte dann noch ruhen und fernsehen schauen. Hier wird er in seinem Fernsehsessel hingesetzt.	2		
10:00	Sozialer Dienst stattet ihm ein Besuch ab um mit ihm die entsprechenden Tagesaktivitäten ab zu klären.	5		
10:30	Toilettengang anbieten. Dabei kann Hr. Er sich die Kleidung selbst herunterziehen und sich auf die Toilette setzen. Hr. Er meldet sich wenn er fertig ist. Dann erfolgt die Intimversorgung, vorderer macht Hr. Er selbst und hintere erfolgt über PK.	4		
10:45	Sozialer Dienst holt Ihn zu einer Aktivität ab.	5		
12:00	Hr. Er wird in den Speisesaal begleitet. Dort bekommt er sein Mittagessen. Dabei werden Fleisch und Kartoffeln mundgerecht zubereitet. Cola Zero wird von PK ins Glas geschüttet.	2,4		
	Medigabe: Hr. Er bekommt nach den Mahlzeiten seine Medikamente in die Hand, es wird erläutert wofür diese sind, PK bleibt bei Ihm bis er diese eingenommen hat.	3		
12:45	Hr. Er wird auf sein Zimmer begleitet. Hier erfolgt ein Toilettengang. S. 10:30 Dann wird Hr. Er auf sein Bett begleitet. Hierbei erfolgt eine Verbale Anleitung und gegeben falls kleine übernahmen z.B. Beine auf das Bett legen. Hr. Er liebt auf dem Rücken zu liegen während der Ruhephase und schaut dabei fern.	2,4,5		
Behandlungspflege in Grau VAPflege = Verfahrensanweisung Pflege				

Abb. 16: Maßnahmenplanung für Herrn Ernst, Tagesstruktur kompakt.

3.3 Fall 3 – Frau Pelz und der Wunsch nach Selbstständigkeit

3.3.1 Zusammenfassung und Eckdaten

Frau Pelz hat eine vaskuläre Demenz im fortgeschrittenen Stadium. Sie lebt seit acht Jahren in der Einrichtung. Frau Pelz ist 87 Jahre alt, verwitwet und hat eine Tochter und einen Sohn. Die Tochter hat sich immer um die Mutter gekümmert. Der Sohn lebt auswärts und ist beruflich stark eingebunden.

3.3.2 B-Frage

Was bewegt Sie im Augenblick? Was brauchen Sie? Was können wir für Sie tun?

Frau Pelz ist in der Lage zu sprechen (bzgl. Schlüssigkeit siehe Themenfeld 1). Ihre Kommunikation hört sich in der Regel so an: »Alles gut. Ich habe Hunger. Ich bin artig. Ich kann nicht sehen. Alles ist anders! Bleiben Sie bei mir, ich habe Angst. Helfen Sie mir! Ich bin nicht gern allein. Helfen Sie mir, ich kann nicht sehen.«

Die Tochter wünscht sich: »Ich möchte, dass meine Mutter so weit wie möglich ihre Selbstständigkeit erhält. Also das, was sie noch kann, soll beibehalten werden. Was ich absolut ablehne, ist ein Anbinden im Bett. Meine Mama soll sich frei bewegen können.«

3.3.3 Die Themenfelder

Themenfeld 1: Kognitive und kommunikative Fähigkeiten

- Sehnerv geschädigt, fast blind, sieht nur Schatten sowie Hell und Dunkel. Hörfähigkeit rechts stark eingeschränkt. Ansprache linksseitig. Mündliche Kommunikation möglich. Reagiert auf Ansprache, kann Wünsche und Bedürfnisse äußern und teilweise auf offene Fragen antworten. Wiederholt häufig ihre Antworten. Sie ist zeitlich, örtlich und situativ desorientiert, zur Person reduziert. Kennt ihren Namen.

- Kurzzeitgedächtnis nicht mehr vorhanden, vergangene Lebensereignisse können teilweise erinnert werden. Sagt z. B. »Kommt die Mutti heute?«, meint damit aber ihre Tochter.
- Möchte nicht allein sein, sucht Kontakt (Handkontakt).
- Sitzt gern in der Gemeinschaft und singt gern, signalisiert damit ihr Wohlbefinden.
- Kann Informationen teilweise umsetzen, benötigt motivierende Worte.

Themenfeld 2: Mobilität und Beweglichkeit

- Kann nicht allein stehen, nur mit Hilfe von Pflegefachkräften.
- Gehen weniger Schritte mit Pflegefachkraft und Rollator möglich, muss dazu motiviert und aktiviert werden. Transfer allein nicht möglich. Sitzposition nur mit Seitenlehne, kann in einem Sessel längere Zeit sicher sitzen, verharrt in einer Position, lt. Aussagen der Tochter würde sie nie allein aufstehen. Sie kann sowohl mit dem Ober- als auch mit dem Unterkörper teilweise unwillkürliche Mikro-Bewegungen nachts im Bett durchführen, kontrollierte Positionswechsel.
- Kontrakturrisiko (beginnende Beugekontrakturen beider Kniegelenke), Thromboserisiko, Pneumonierisiko (fehlende Kraft beim Abhusten, s. Themenfeld 1) Aspirationsgefahr (deswegen keine flache Liegeposition, Oberkörperlagerung 30° hoch, s. Themenfeld 1)

Themenfeld 3: Krankheitsbezogene Anforderungen und Belastungen

- Kontrollierte Medikamentengabe mit Apfelmus nötig, da die Umsetzung des Schluckvorganges reduziert ist.
- Notwendigkeit der Therapie und Hilfestellung werden akzeptiert und ggf. auch eingefordert (s. Themenfeld 1).
- ATS wird von der Pflegefachkraft bei entstauten Venen übernommen (s. Themenfeld 2).
- Schon bei geringer Belastung kommt es zu massiver Atemnot (s. Themenfeld 2).
- Wärmeempfinden gestört, gibt immer an, zu frieren, obwohl die Heizung bereits auf »5« steht.
- Chronische Schmerzen in den Beinen, kann Schmerzen mitteilen und lokalisieren (s. TF 2 = stabile Schmerzsituation durch Pflegefachkraft).

Themenfeld 4: Selbstversorgung

- Flüssigkeiten müssen angedickt werden (s. Themenfeld 2), deswegen reduzierte Flüssigkeitsaufnahme (Führen eines Trinkprotokolls notwendig), Beratung: Logopäden hinzuziehen.
- Trinken muss angereicht werden, Mahlzeiten müssen mundgerecht zubereitet und dargereicht bzw. teilweise angereicht werden, Geschmacksrichtung komplett verschoben, isst gern Marmeladenbrote und Süßes, je nach Tagesform, lehnt selbstbestimmt Mahlzeiten ab, liebt abends ein Glas Milch, Wasser mit Sirup und Kaffee mit viel Zucker morgens.
- An- und auskleiden wird komplett von der Pflegekraft übernommen (s. Themenfeld 3), liebt warme Kleidung und Hosen.
- Obstipationsrisiko (s. Themenfelder 2 und 3).
- Harninkontinent, akzeptiert Materialien und Hilfestellungen.
- Komplette Übernahme der Körperpflege durch Pflegekraft, mit Anleitung durch eine Pflegekraft ist das eigenständige Waschen von Händen und Gesicht möglich.

Themenfeld 5: Leben in sozialen Beziehungen

- Kann ihre Tagesstruktur nicht selbst gestalten, Kontakte nach außen kann sie nicht selbst aufnehmen, innerhalb der Einrichtung nimmt sie selbstständig den Kontakt zu den Pflegekräften auf.
- Bekommt regelmäßig Besuch von Schwiegersohn und Tochter sowie vom Sohn ca. drei bis vier Mal im Jahr.

Themenfeld 6: Wohnen/Häuslichkeit

- Komplette Übernahme durch die Hauswirtschaft der Einrichtung.
- Zimmer wurde gemeinsam mit der Tochter vor 8 Jahren eingerichtet.

3.3.4 Maßnahmenplanung nach der Tagesstruktur rational

Die Grundbotschaft

Frau Pelz leidet unter Kurzatmigkeit. Deswegen ist ein ruhiges und langsames Vorgehen notwendig. Ansprache erfolgt immer über ihr linkes Ohr.

Die Maßnahmenplanung – Tagesstruktur rational

7:30 Uhr: Frau Pelz wird von der Pflegefachkraft geweckt. Diese zieht ihr im Liegen, im Bett bei entstauten Venen die Kompressionsstrümpfe an. (VÜ) – Themenfelder 3, 4

Frau Pelz wird je nach Tagesform zum Stehen motiviert und soll mit dem Rollator ein paar Schritte gehen. Sie wird motiviert, bis ins Bad zu gehen. Dort erfolgt ein Toilettengang. Frau Pelz wird zur Wahrung der Intimsphäre im Bad allein gelassen. Die Pflegekraft wartet vor der Tür. Nach ca. drei Minuten betritt die Pflegekraft wieder das Bad, es folgt eine Intimhygiene und der Transfer auf den Badezimmerstuhl. Dieser steht bereits vor dem Waschbecken. Am Waschbecken wurde bereits alles vorbereitet: Zahnputzbecher, Zahnbürste, Zahnpasta, zwei Waschlappen und Handtücher etc. – Themenfelder 2, 4

Frau Pelz wird angeleitet, sich das Gesicht zu waschen. Es folgt die Mund- und Zahnpflege und das Waschen der Hände. Je nach Tagesform schafft Frau Pelz das auch. Der Rest wird komplett durch die Pflegekraft übernommen. Hierbei erfolgt eine genaue Hautbeobachtung in folgenden Bereichen: Fersen, Gesäß. Individuelle Positionswechsel werden im Lagerungsprotokoll (Fingertest an den gefährdeten Stellen) dokumentiert. Dieses Protokoll ist auch tagsüber, wenn Frau Pelz im Rollstuhl sitzt, zu führen – Themenfelder 2, 4

Frau Pelz wird komplett von der Pflegekraft angekleidet. Es ist darauf zu achten, dass sie mitteilt, was sie anziehen möchte und dass sie mehrere Jacken übereinander anziehen möchte. Die Kleidung wird am Vorabend mit ihr zusammen herausgesucht. Beim Ankleiden wird eine integrative Kontrakturprophylaxe durchgeführt. Beim Ankleiden des Unterkörpers soll Frau Pelz immer wieder im Wechsel die Beine nach vorne strecken. – Themenfelder 3, 4

Aufgrund von wiederkehrender Obstipation bekommt Frau Pelz nach ärztlicher Anordnung ein Klistier verabreicht (VÜ durch Pflegefachkraft bei Bedarf) (s. Mediblatt). – Themenfeld 4

8:00 Uhr: Sobald Frau. Pelz mit der Grundpflege fertig ist, erfolgt eine kontrollierte Medikamentengabe durch die Pflegefachkraft (VÜ).

Ablauf: Pflegefachkraft geht ins Zimmer, nimmt die gemörserten Medikation mit, vermengt sie mit dem Apfelmus (im Beisein von Frau Pelz) und reicht diese auf einem Löffel an. Die Pflegefachkraft gibt Frau Pelz ein Glas Wasser und achtet darauf, dass sie damit nachspült. Dabei sitzt Frau Pelz in ihrem Zimmer im Rollstuhl. Medikamente werden ein Mal wöchentlich gestellt und bei Bedarf durch PFK bestellt (VÜ). Alle 72 Stunden erhält Frau Pelz ein BTM-Pflaster. – Themenfeld 3

Die Pflegeperson räumt das Zimmer auf und richtet das Bett (VÜ).

8:30 Uhr: Pflegekraft beaufsichtigt Frau Pelz beim Gang in den Speisesaal mit dem Rollator und unterstützt sie beim Hinsetzen auf den Platz. Frau Pelz isst eine Scheibe Stuten mit Marmelade, die von der Pflegeperson mundgerecht zubereitet und auf ihren Platz gestellt wird. Pflegekraft schenkt ein Glas Wasser mit Sirup ein und eine Tasse Kaffee mit fünf Löffeln Zucker. Frau Pelz wird zur Selbstständigkeit motiviert, bei Bedarf wird angereicht. – Themenfelder 2, 4

9:15 Uhr: Fr. Pelz steht nach dem Frühstück auf. Pflegekraft reicht ihr den Rollator an und beaufsichtigt sie beim Laufen (B). – Themenfelder 2

10:00 Uhr: Angebot eines »Nickerchens« in ihrem Zimmer. Angebot des Sozialen Dienstes, ob Frau Pelz am heutigen Angebot teilnehmen möchte (siehe Wochenplan). Frau Pelz nimmt mit Vorliebe an Spielen wie Schach und Gesprächsrunden teil, bekommt um diese Uhrzeit auch Besuch vom Schwiegersohn. – Themenfeld 5

12:00 Uhr: Frau Pelz bekommt von der Pflegefachkraft (VÜ) die gemörserten Medikamente mit Apfelmus gereicht.

12:15 Uhr: Begleitung, unter Aufsicht einer Pflegekraft, in den Speisesaal zum Mittagessen. Frau Pelz isst mit Vorliebe süße Speisen. Das Mittagessen wird in VÜ vorbereitet und Frau Pelz auf den Tisch gestellt. Die Pflegekraft schenkt zum Essen ein Glas Wasser mit Sirup ein, der angedickt wird. Essen und Trinken erfolgt teilweise selbstständig. Je nach AZ übernimmt das die Pflegekraft. – Themenfeld 4

12:45 Uhr: Nach dem Mittagessen reicht die Pflegefachkraft den Rollator an und beaufsichtigt den Gang zu ihrem Zimmer, wo Frau Pelz zur Toilette geht. Anschließend wird sie in ihren Sessel gesetzt und hält bis 15:00 Uhr Mittagsruhe. – Themenfelder 4, 2, 5

15:15 Uhr: Frau Pelz wird unter Aufsicht zum Kaffeetrinken in den Speisesaal begleitet. Sie bevorzugt Kuchen. Essen und Trinken erfolgt teilweise selbstständig. Je nach AZ übernimmt das die Pflegekraft. – Themenfelder 2, 4

15:45 Uhr: Die Pflegekraft reicht nach dem Kaffee den Rollator an und beaufsichtigt Frau Pelz beim Gang über den Wohnbereich. Frau Pelz wird täglich mehrfach zum Gehen motiviert. Dabei achtet die Pflegekraft immer auf festes Schuhwerk, wegen der Sturzgefährdung. – Themenfeld 2

16:30 Uhr Frau Pelz setzt sich häufig nach dem Spaziergang über dem Wohnbereich in ihren Sessel und ruht sich aus. – Themenfeld 2

17:30 Uhr: Frau Pelz bekommt ihre gemörserte Medikation in VÜ durch Pflegefachkraft mit Apfelmus. – Themenfeld 3

18:00 Uhr: Frau Pelz wird mit dem Rollator unter Aufsicht in den Speisesaal begleitet, wo sie sich mit Unterstützung einer Pflegekraft hinsetzt. Die Pflegekraft bereitet für sie das Abendessen vor und stellt dies auf ihren Platz. Am liebsten isst Frau Pelz Rosinenstuten mit Butter und wählt selbst die wechselnden Beilagen aus. Bei Wünschen meldet sie sich bei der Pflegekraft. Zum Abendbrot trinkt sie mit Vorliebe heiße Milch, die von der Pflegekraft in der Mikrowelle für zwei Minuten erwärmt wird. – Themenfelder 2, 4

19:00 Uhr: Frau Pelz steht mit Unterstützung durch eine Pflegekraft auf, erhält den Rollator angereicht und geht nochmals mit dem Rollator auf dem Flur spazieren. Eine Pflegekraft beobachtet sie dabei. – Themenfeld 2

20:00 Uhr: Frau Pelz bekommt ihre gemörserte Medikation in VÜ durch Pflegefachkraft mit Apfelmus. – Themenfeld 3

20:30 Uhr: Frau Pelz wird von einer Pflegekraft komplett ausgekleidet, Übernahme des Ausziehens der Kompressionsstrümpfe. Schmutzwäsche wird durch Pflegekraft in VÜ entsorgt. Frau Pelz wählt gemeinsam die Kleidung für den nächsten Tag heraus. Frau Pelz wird zur Toilette begleitet. Dort erfolgt eine Intimversorgung (wie am Morgen). Die Pflegekraft unterstützt Frau Pelz beim Hinlegen ins Bett. Frau Pelz legt sich dabei auf die Bettdecke und wird mit einer weiteren zugedeckt. Zum Einschlafen wird für Frau Pelz der Fernseher eingeschaltet. – Themenfelder 3,4,5

21:00 Uhr: Frau Pelz trinkt eine heiße Milch, die von der Pflegekraft vorbereitet und auf den Nachttisch gestellt wird. Angebot einer Spätmahlzeit. – Themenfeld 4

22:00 Uhr: Erster Rundgang der Nachtwache. Wenn Frau Pelz schläft, wird sie nicht geweckt.

02:00 Uhr: Zweiter Rundgang der Nachtwache. Wenn Frau Pelz schläft, wird sie nicht geweckt. Es wird kein Licht im Zimmer eingeschaltet, da das Flurlicht reicht.

05:00 Uhr: Dritter Rundgang durch Nachtwache. Wenn Frau. Pelz schläft, wird sie nicht geweckt. Das Licht bleibt aus.

Nicht täglich zu erbringende Leistungen im Frühdienst/Spätdienst
Immer zu Anfang des Monats, bis spätestens 7. des Monats: Gewichtskontrolle, RR, Pulskontrolle, mit entsprechender Dokumentation. Dabei wird auch der BMI errechnet (VÜ).

Ein Mal wöchentlich Bett beziehen bzw. b. B. (VÜ) – Themenfelder 3, 6

4 FALLBEISPIELE AUS DER AMBULANTEN PFLEGE

In den folgenden Fallbeispielen für den ambulanten Bereich werden ebenfalls drei mögliche Varianten der Aufnahme einer »SIS« dargestellt.

1. Fall 1: Erst- und Folgegespräch, mit dem Fokus auf den Eintragungen im Berichteblatt.
2. Fall 2: Hier wird der Originalton im B-Feld auf die Kernaussage fokussiert. Zusätzliche Aussagen vom Betroffenen zu pflegerischen Tätigkeiten werden in den Themenfeldern aufgenommen.
3. Fall 3: Hier wird der komplette Originalton vom Betroffenen in das B-Feld aufgenommen. Die fachliche Einschätzung mit dem Verständigungsprozess wird in den Themenfeldern schwerpunktmäßig aufgenommen.

In den Maßnahmenplanungen wird der Fokus auf eine Richtung gelegt. Die Maßnahmenplanung erfolgt entlang der Leistungskomplexe. Die zweite Variante, in der man sich an den Themenfeldern orientiert, finden Sie in Kapitel 4.1

Hinweis

Bitte beachten Sie immer: Dies ist eine mögliche Form der Erfassung von Inhalten. Aber keine Musterdokumentation!

4.1 Fall 1 – Erst- und Folgegespräch mit Fokus auf das Berichteblatt

4.1.1 Zusammenfassung und Eckdaten

Herr Kaiser ist 80 Jahre alt, verheiratet. Er lebt mit seiner Frau in einem Vorort im eigenen Haus. Herr Kaiser hat Diabetes, Parkinson, beginnende Demenz, Z. n. Schlaganfall, Gicht, Bauchdeckenhernie.

4.1.2 B-Frage

Was bewegt Sie im Augenblick? Was brauchen Sie? Was können wir für Sie tun?

Herr Kaiser kann keine Angaben machen, da er geschwächt ist und schläft. Wenn er wach ist, siehe TF 1. Die Aussagen stammen von der Tochter und der Ehefrau.

Ehefrau: »Ich schaffe es nicht mehr. Er musste ins Krankenhaus, weil sein Blutzucker so hoch war, das man ihn nicht mehr messen konnte und kommt jetzt als Pflegefall wieder zurück.«

Tochter: »Ja, das stimmt. Wäre er doch bloß hier zuhause geblieben! Ich bin bis Montagmorgen hier zuhause, dann muss ich aber wieder weg.«

4.1.3 Die Themenfelder

Themenfeld 1: Kognitive und kommunikative Fähigkeiten

Herr Kaiser kann auf geschlossene Fragen mit ja und/oder nein antworten. Bei komplexeren Sätzen wirkt seine Aussprache verwaschen und undeutlich. Er kann seine Bedürfnisse und Wünsche mit ja und/oder nein beantworten. Er kann Gesagtes umsetzen (s. TF 2).

Themenfeld 2: Mobilität und Beweglichkeit

Herr Kaiser hat seit heute ein Pflegebett. Er liegt dort mit einem Schlafanzug bekleidet auf dem Rücken, beide Fersen hohl gelagert. Herr Kaiser hat an der rechten Ferse (Innenseite) einen Dekubitus 2. Grades, ohne Entzündungszeichen, trocken. Versorgung soll ab Montag erfolgen (s. Themenfelder 4, 5).

Beratung durchgeführt bzgl. weiterer Hohllagerung mit einem Handtuch. Lt. Aussage von Frau Kaiser wurde ihr Mann die ganze Zeit über im Krankenhaus nicht mobilisiert. Mit Herrn Kaiser Hautkontrolle durchgeführt: keine weiteren Veränderungen festgestellt. Dabei festgestellt, dass seine Kniegelenke im Bewegungsradius eingeschränkt sind.

Beratung: Mehrfach am Tage die Beine anwinkeln lassen. Verständigungsprozess: mittags Mobilisation über den Pflegedienst, da Herr Kaiser sturzgefährdet ist. Obere Extremitäten sind frei beweglich. Herr Kaiser hält sich beim Positionswechsel am Galgen fest und kann nach Unterstützung die Füße aufstellen und das Gesäß nach oben heben.

Themenfeld 3: Krankheitsbezogene Anforderungen und Belastungen

Medikamente werden von der Ehefrau verabreicht, ebenso die Insulingabe. Lt. ihrer Aussage hat sie im Krankenhaus eine Schulung erhalten. Herr Kaiser ist Marcumar-Patient, die regelmäßige Blutabnahme organisieren Ehefrau und Hausarzt. Während des Bewegens gibt Herr Kaiser immer wieder Schmerzen an. Die Pflegefachkraft stellt fest, dass hauptsächlich die Füße schmerzen. Lt. Aussage der Ehefrau erhält Herr Kaiser ein Schmerzmedikament. Bitte beobachten: Nehmen die Schmerzen besonders bei der Mobilisation ab? Schmerzprotokoll führen: VRS kurz (Verbale Ranking Skala), bitte der Ehefrau erklären. Herr Kaiser hat einen Dekubitus 2. Grades an der rechten Ferse.

Themenfeld 4: Selbstversorgung

Frau Kaiser möchte Hilfe während der Versorgung. Sie würde alles vorbereiten. Wir sollen so gegen 9:30 Uhr dort sein. Die Grundpflege erfolgt durch uns, wie auch das Ankleiden. Beobachten: Wie lange kann Herr Kaiser eine stabile Sitzposition auf der Bettkante halten? Ziel soll sein, dass er tagsüber im Sessel mobilisiert werden soll.

Abendversorgung soll ebenfalls über den Pflegedienst erfolgen.

Essen und Trinken erfolgt über die Ehefrau. Trinken kann Herr Kaiser nach Anreichen eines Schnabelbechers selbstständig. Lt. Hausarzt darf er nur 1800 ml täglich an Flüssigkeit zu sich nehmen. Ehefrau kontrolliert das.

Herr Kaiser hat einen Dauerkatheter. Dieser soll solange bleiben, bis sich sein Zustand verbessert hat. Vor dem Krankenhausaufenthalt ist er noch selbstständig zur Toilette gegangen. Benötigt Hilfestellung beim Transfer, wenn er den Drang zur Stuhlentleerung verspürt. Das kann Herr Kaiser mitteilen. Hier bitte die Ausscheidungsintervalle beobachten.

Themenfeld 5: Leben in sozialen Beziehungen

Herr Kaiser hat eine sehr enge Bindung zur Tochter (kommt jedes zweite Wochenende), ebenso zu seiner Schwester (lebt in der Nachbarschaft und ist fast täglich vor Ort) und zu seiner Ehefrau. Ehefrau möchte, dass der Pflegedienst zu folgenden Zeiten kommt:
Morgens: 9:30 Uhr
Mittags: 13:00 Uhr
Abends: 19:00 Uhr

Der Pflegedienst soll solange kommen, bis Herr Kaiser wieder selbstständiger wird.

Themenfeld 6: Haushaltsführung

Haushalt, Essen kochen etc. übernimmt die Ehefrau. Herr Kaiser liegt zurzeit in einem Pflegebett im 1. Obergeschoss im eigenen Haus. Dort verbringen er und seine Ehefrau die meiste Zeit.

4.1.4 Maßnahmenplanung anhand der Leistungskomplexe

	Leistungskomplex		**Nächste Evaluierung am:**	**Hilfebedarf?**
LK 1*	Ganzwaschung Waschen, Duschen, Baden		12.12.2015	
	Mund-, Zahn- und Lippenpflege	☒		1 ☒A ☒B ☒U ☐S ☒TÜ ☐VÜ
	Rasieren	☒		2 ☒A ☒B ☒U ☐S ☒TÜ ☐VÜ
	Hautpflege	☒		3 ☐A ☐B ☐U ☐S ☐TÜ ☒VÜ
	Haarpflege	☐		4 ☐A ☐B ☐U ☐S ☐TÜ ☐VÜ
	Nagelpflege	☐		5 ☐A ☐B ☐U ☐S ☐TÜ ☐VÜ
	An- und Auskleiden/	☐		6 ☐A ☐B ☐U ☐S ☐TÜ ☐VÜ
	Körperersatzstücken	☒		7 ☒A ☒B ☒U ☐S ☒TÜ ☐VÜ
	Vorbereiten/Aufräumen des Pflegebereiches	☒		8 ☐A ☐B ☐U ☐S ☐TÜ ☒VÜ

* Die Nummerierung ist beispielhaft, da die Leistungskomplexe in den einzelnen Bundesländern unterschiedlich sind.

Maßnahmenplanung von: 9:30 bis: 10:30 Uhr		**Datum**	**HDZ.**
TF	Grundbotschaft: Ehefrau und Tochter möchten, dass seine Selbstständigkeit wieder gefördert wird. Hat z.Zt. einen DK, der soll aber schnellstmöglich gezogen werden.		
2	Transfer Bett/Toilettenstuhl: Herr K. wird angeleitet, sich auf die Seite zu drehen. PK hilft ihm dabei und hebt die Beine leicht an. PK stützt ihn beim Aufstehen und Umsetzen.	21.11.2015	AP
4	Bei Bedarf (Stuhlgang) einen Toilettengang durchführen, Transfer erfolgt im Bad auf die Toilette, Hose wird heruntergezogen, PK wartet vor der Tür. Herr K. gibt die Info, dass er fertig ist, stellt sich mit Unterstützung hin und Ehefrau führt die hintere Intimpflege durch. Transfer auf den Toilettenstuhl erfolgt durch PK. Herr K. wird vors Waschbecken gefahren, dort wird er teilweise dazu angeleitet, sich auszuziehen. Je nach AZ übernimmt dann die PK. Teilprothesen entfernen. Restliche Zahnpflege; nach Vorbereitung von Zahnbürste und Zahnpasta und Aufforderung führt Herr K. dies selbst durch. Prothesenpflege wird von PK übernommen. Folgende Tätigkeiten werden erst nach Aufforderung erledigt bzw. müssen je nach Tagesform auch von PK übernommen werden: • Gesicht und Hände waschen und abtrocknen • Oberkörper waschen und abtrocknen • Unterkörper und Intimbereich (DK-Pflege s. Pflegestandard) und untere Extremitäten werden von PK übernommen		
2	Rasieren (trocken), soweit Herr K. das kann, Rest erfolgt über PK.		
2	Körper eincremen in Zusammenarbeit mit PK. Zurück ins Wohnzimmer		

Maßnahmenplanung von: 9:30 bis: 10:30 Uhr		Datum	HDZ.
3	Dort wird Herr K. angezogen (z.Zt. Schlafanzug), Ehefrau hat in der Zwischenzeit alles zurecht gelegt. Oberkörper: Herr K. wird dazu angeleitet, sich selbst anzuziehen. Unterkörper: im Sitzen durch PK, dann stellt sich Herr K. hin, damit seine Ehefrau die Pants und Schlafanzughose hochziehen kann. Wenn Herr K. steht, wird er langsam gedreht – Transfer Bett: Herr K. setzt sich auf die Bettkante und die Beine werden von PK ins Bett gelegt, Herr K. hält sich dabei am Bettgalgen fest. Positionswechsel im Bett – Hohllagerung der Fersen (s. Lagerungsprotokoll). Verbandswechsel Ferse rechts erfolgt über die PFK (s. Wunddokumentation). Medikamentengabe und Insulingabe erfolgt über die Ehefrau.		

	Leistungskomplex		Nächste Evaluierung am:	Hilfebedarf?
LK 8	Mobilisation		12.12.2015	
	Aufrichten des Pflegebedürftigen im Bett	☒		1 ☒A ☒B ☒U ☐S ☐TÜ ☐VÜ
	An-/Auskleiden inkl. An- und Ablegen von Körperersatzstücken	☐		2 ☐A ☐B ☐U ☐S ☐TÜ ☐VÜ
	Aufstehen/Zubettgehen	☒		3 ☒A ☒B ☒U ☐S ☐TÜ ☐VÜ
	Sitz-, Geh- und Stehübungen (ggf. unter Verwendung von Hilfsmitteln) bei Bettlägerigen passives, assistiertes oder aktives, funktionsgerechtes Bewegen	☒		4 ☒A ☒B ☒U ☐S ☐TÜ ☐VÜ
	Hilfe beim Verlassen und Wiederaufsuchen der Wohnung	☐		5 ☐A ☐B ☐U ☐S ☐TÜ ☐VÜ
	Hilfe beim Treppensteigen	☐		6 ☐A ☐B ☐U ☐S ☐TÜ ☐VÜ

Maßnahmenplanung von: 13:30 bis: 13:30 Uhr		Datum	HDZ.
TF	Grundbotschaft: Ehefrau und Tochter möchten, dass seine Selbstständigkeit wieder gefördert wird. Hat z.Zt. einen DK, soll aber schnellstmöglich gezogen werden		
2	Hr. K. wird begrüßt. Erste Stufe der Mobilisation: Herr K. wird dazu angeleitet, sich auf die Bettkante zu setzen. Dann wird Herr K. zum Aufstehen animiert. Soll ca. 1 – 2 Minuten stehen bleiben. Das wird ca. 5 x wiederholt. Zweite Stufe der Mobilisation: Steigerung der ersten Stufe: Laufen, dabei hält Herr K. sich an den Schultern der PK fest und läuft bis zum Bad und wieder zurück. Das wird 3 x wiederholt. Dritte Stufe der Mobilisation: Herr K. wird tagsüber in Sessel oder aufs Sofa transferiert und zur Mittagsruhe ins Bett gelegt. Vierte Stufe der Mobilisation: Herr K. geht mit PK zusammen die Treppe herunter und wieder herauf. Sind ca. 20 Stufen. Wird je nach AZ 1–2x wiederholt. Fünfte Stufe der Mobilisation: Herr K. geht ohne Unterstützung die Treppen herunter und wieder hinauf und läuft mit PK ca. 50 m auf der Straße auf und ab. Herr K. wird zum Ausgangspunkt (s. einzelne Stufen) zurück begleitet. Bei Stufe eins und zwei erfolgt eine Lagerung (s. Lagerungsprotokoll). Bei Stufe drei bis fünf erfolgt bei Bedarf ein Toilettengang. • Medikamentengabe und Insulingabe erfolgt über die Ehefrau	21.11.2015	AP

	Leistungskomplex		Nächste Evaluierung am:	Hilfebedarf?
LK 2	Teilwaschung		12.12.2015	
	Teilwaschung (z. B. Intimbereich)	☒		1 ☒A ☒B ☒U ☐S ☒TÜ ☐VÜ
	Mund-, Zahn- und Lippenpflege	☒		2 ☒A ☒B ☒U ☐S ☒TÜ ☐VÜ
	Rasieren	☐		3 ☐A ☐B ☐U ☐S ☐TÜ ☐VÜ
	Hautpflege	☐		4 ☐A ☐B ☐U ☐S ☐TÜ ☐VÜ
	Haarpflege	☐		5 ☐A ☐B ☐U ☐S ☐TÜ ☐VÜ
	Nagelpflege	☐		6 ☐A ☐B ☐U ☐S ☐TÜ ☐VÜ
	An- und Auskleiden/ Körperersatzstücken	☒		7 ☒A ☒B ☒U ☐S ☒TÜ ☐VÜ
	Vorbereiten/Aufräumen des Pflegebereiches	☐		8 ☐A ☐B ☐U ☐S ☐TÜ ☐VÜ

Maßnahmenplanung von: 19:00 bis: 19:30 Uhr		Datum	HDZ
TF	Grundbotschaft: Ehefrau und Tochter möchten, dass seine Selbstständigkeit wieder gefördert wird. Hat z.Zt. einen DK, soll aber schnellstmöglich gezogen werden		
2,4	Transfer Bett/Toilettenstuhl: Herr K. wird angeleitet, sich auf die Seite zu drehen. PK hilft ihm dabei und hebt die Beine leicht an. PK stützt ihn beim Aufstehen und Umsetzen. Bei Bedarf (Stuhlgang) Toilettengang durchführen, Transfer erfolgt im Bad auf die Toilette, Hose wird herunter gezogen, PK wartet vor der Tür, Herr K. gibt die Info, dass er fertig ist. Herr K. stellt sich mit Unterstützung hin, seine Ehefrau führt die hintere Intimpflege durch. Transfer auf den Toilettenstuhl erfolgt durch PK. Herr K. wird vors Waschbecken gefahren. Teilprothesen entfernen. Restliche Zahnpflege nach Vorbereitung von Zahnbürste und Zahnpasta und Aufforderung führt Herr K. selbst durch. Prothesenpflege wird von PK übernommen.	21.11.2015	AP

Maßnahmenplanung von: 19:00 bis: 19:30 Uhr		Datum	HDZ.
2	Folgende Tätigkeiten werden nur nach Aufforderung erledigt bzw. je nach Tagesform auch von PK übernommen: • Gesicht und Hände waschen und abtrocknen Zurück ins Wohnzimmer		
3	Dann stellt sich Herr K. hin, damit seine Ehefrau die Pants und Schlafanzughose hochziehen kann. Wenn Herr K. steht, wird er langsam gedreht – Transfer Bett: Herr K. setzt sich auf die Bettkante und die Beine werden von PK ins Bett gelegt, Herr K. hält sich dabei am Bettgalgen fest. Positionswechsel im Bett – Hohllagerung der Fersen (s. Lagerungsprotokoll). Medikamentengabe und Insulingabe erfolgt über die Ehefrau.		

Pflegebericht

22.11.2015

9:45 Uhr: Herr Kaiser hat während der Versorgung Anweisungen befolgt und konnte
Oberkörperwäsche sowie Rasur selbstständig durchführen.

13:00: Mobilisation/Stufe eins: Herr Kaiser konnte das Gesagte umsetzen und hat anstatt 5 direkt 10 Wiederholungen geschafft.

23.11.2015

13:30 Uhr: Mobilisationsstufe konnte auf Wunsch erhöht werden, Herr Kaiser ist mit PK direkt zum Bad gelaufen und wieder zurück. Bewegungsabläufe wirken immer sicherer. DK wurde lt. VO des HA gezogen.

26.11.2015

9:35 Uhr: Herr Kaiser ging heute bis zum Bad und benötigte den Toilettenstuhl nur für die grundpflegerische Versorgung vor dem Waschbecken. Rasieren und Mundpflege machte er selbstständig.

13:00 Uhr: Mobilisationsstufe vier: Herr Kaiser ging mit zwei PK's die Treppe hinunter und wieder herauf. Da es so gut geklappt hatte, wollte er es sofort wiederholen. PK entsprach diesem Wunsch. Ehefrau wirkt sehr glücklich darüber.

11.12.2015
13:00 Uhr: Herr Kaiser ist bereits in der Mobilisationsstufe fünf. Er geht sicher die Treppen auf und ab, sowie auf der Straße. Generell ist zu erkennen, dass sein pflegerischer Hilfebedarf sich reduziert hat. Folgegespräch für abends vereinbart.

4.1.5 Folgegespräch

4.1.5.1 B-Frage

»Mir geht es gut, ich fühle mich besser.«

4.1.5.2 Die Themenfelder

1. Kognitive und kommunikative Fähigkeiten

Herr Kaiser kann auf einfache Fragen antworten, komplexere Denkvorgänge sind verlangsamt. Bei komplexeren Sätzen wirkt seine Aussprache verwaschen und undeutlich. Er kann seine Bedürfnisse und Wünsche äußern. Er kann Gesagtes umsetzen.

2. Mobilität und Beweglichkeit

Herr Kaiser benötigt kein Pflegebett mehr, es wurde abgebaut, er schläft jetzt wieder im Ehebett. Er geht lt. eigener Aussage selbst zur Toilette. Er fühle sich sicher.

3. Krankheitsbezogene Anforderungen und Belastungen

Medikamente werden von der Ehefrau verabreicht, ebenso die Insulingabe. Lt. ihrer Aussage hat sie im Krankenhaus eine Schulung erhalten. Herr Kaiser ist Marcumar-Patient, die regelmäßige Blutabnahme organisieren Ehefrau und Hausarzt. Herr Kaiser hat durch die Therapieänderung eine stabile Schmerzsituation. VW erfolgt alle drei Tage durch den Pflegedienst.

4. Selbstversorgung

Herr Kaiser kann sich selbstständig vor dem Waschbecken im Stehen versorgen. Ehefrau bereitet alles vor.

Herr Kaiser hat keinen DK mehr und geht selbstständig zur Toilette, benötigt hierbei keinerlei Hilfestellungen mehr.

Frau Kaiser wünscht, dass der Pflegedienst 1x wöchentlich zum Duschen kommt und ihrem Ehemann beim Ein- und Aussteigen in die Badewanne behilflich ist.

Essen und Trinken erfolgt über die Ehefrau. Trinken kann Herr Kaiser nach Anreichen selbstständig. Lt. HA darf er nur 1800 ml täglich Flüssigkeit zu sich nehmen. Ehefrau kontrolliert das.

5. Leben in sozialen Beziehungen
Herr Kaiser hat eine sehr enge Bindung zur Tochter (kommt jedes zweite Wochenende), zu seiner Schwester (lebt in der Nachbarschaft und ist fast täglich vor Ort) und zu seiner Ehefrau. Folgende Vereinbarungen wurden getroffen:
Mittwochs Duschen, zwischen 9:00 und 10.00 Uhr
Betreuung 1x wöchentlich Freitags 14:00 Uhr
Jeden dritten Tag Verbandswechsel, zwischen 11:00 und 12: Uhr

6. Haushaltsführung
Haushalt, Essen kochen etc. übernimmt die Ehefrau. Herr Kaiser schläft wieder in seinem Ehebett.

4.2 Fall 2 – Fokussierung auf die Kernaussagen im B-Feld

4.2.1 Zusammenfassung und Eckdaten

Herr Hoff ist 76 Jahre alt, verwitwet, lebt allein in einer Mietswohnung. Er leidet an Demenz (Form noch nicht geklärt), unter Wassereinlagerungen in den Beinen und an Bluthochdruck.

4.2.2 B-Frage

Was bewegt Sie im Augenblick? Was brauchen Sie? Was können wir für Sie tun?

»Ich möchte, dass alle Abläufe beibehalten werden, sonst habe ich das Gefühl, dass es nicht so läuft, wie ich das gerne habe.«

4.2.3 Die Themenfelder

Themenfeld 1: Kognitive und kommunikative Fähigkeiten

- Herr Hoff hat eine kognitive Einschränkung, verkennt manche Handlungsketten und muss dazu personell angeleitet werden.
- Zeitlich und situativ fragt er die Mitarbeiter, wann sie kommen, lässt manchmal Essen auf dem Herd stehen und vergisst, dass er sich das erwärmen wollte.
- Reagiert verärgert darüber, wenn er aus seinem Schlaf gerissen wird.
- Herr Hoff kann Wünsche und Bedürfnisse äußern und lebt diese selbst bestimmt aus.
- Wünscht keinerlei Veränderungen in seinem Tagesablauf, oder Veränderungen in seiner näheren Umgebung, z. B. der Gegenstände auf dem Tisch.
- Innerhalb der Wohnung findet er sich zurecht, außerhalb ist er lt. eigener Aussage orientierungslos.
- Hat eine Brille, die er selbstständig benutzt.

Themenfeld 2: Mobilität und Beweglichkeit

- Herr Hoff ist in der Lage, sich innerhalb der Wohnung frei zu bewegen.
- Außerhalb der Wohnung, etwa bei Spaziergängen oder Arztbesuchen, braucht er Hilfe. Er ist orientierungslos.
- Herr Hoff hat einen Rollator als Hilfsmittel, weil er Angst vor einem Sturz hat, kompensiert das Risiko selbst.

Themenfeld 3: Krankheitsbezogene Anforderungen und Belastungen

- Herr Hoff neigt zu Wassereinlagerungen in den unteren Extremitäten, Medikamente stellt der Pflegedienst, 1x wöchentlich Wochendispenser.

- Morgens werden die Kompressionsstrümpfe von PFK angezogen und abends wieder ausgezogen.
- Trotz mehrfacher Beratung wünscht Herr Hoff nicht, bei entstauten Venen angezogen zu werden.
- Benötigt Motivation zur Flüssigkeitsaufnahme (s. TF 1).

Themenfeld 4: Selbstversorgung

- Aufgrund seiner körperlichen Einschränkung und der damit verbundenen Angst vor Stürzen wünscht Herr Hoff eine Unterstützung bei der grundpflegerischen Versorgung
- Mittwochs erhält er Hilfe und Unterstützung beim Duschen. Das Waschen des Oberkörpers übernimmt er selbstständig, wenn Seife etc. angereicht werden. Unterkörper und Rücken werden komplett von PFK gewaschen.
- Montags und freitags werden die Beine durch PFK gewaschen.
- Nahrungsaufnahme erfolgt selbstständig.
- Herr Hoff ist kontinent.
- An- und Auskleiden erfolgt selbstständig.

Themenfeld 5: Leben in sozialen Beziehungen

- Herr Hoff bekommt regelmäßigen Besuch von seiner Tochter.
- Herr Hoff hat eine Putzhilfe, die ihm regelmäßig im Haushalt hilft.
- Er schaut gern Fernsehen und puzzelt sehr gern.
- Füttert gern ein Eichhörnchen, dass in seinem kleinen Garten lebt und hat großen Spaß daran.
- Lt. eigener Aussage kann er seinen Tag selbst gestalten und an Veränderungen anpassen.

Themenfeld 6: Haushaltsführung

- Seine Tochter besorgt den Einkauf und kümmert sich um ärztliche Belange.
- Die Haushaltsführung übernimmt die Putzfrau in Absprache mit der Tochter und übernimmt die Reinigung der Wäsche.
- Herr Hoff hat einmal in der Woche eine Betreuungskraft nach § 87b SGB XI.

4.2.4 Maßnahmenplanung

	Leistungskomplex		**Nächste Evaluierung am:**	**Hilfebedarf?**
LK 2	Ganzwaschung		12.02.2016	
	Waschen, Duschen, Baden	☒		1 ☒A ☒B ☒U ☐S ☐TÜ ☐VÜ
	Mund-, Zahn- und Lippenpflege	☒		2 ☐A ☐B ☐U ☒S ☐TÜ ☐VÜ
	Rasieren	☐		3 ☐A ☐B ☐U ☒S ☐TÜ ☐VÜ
	Hautpflege	☐		4 ☐A ☐B ☐U ☒S ☐TÜ ☐VÜ
	Haarpflege	☒		5 ☒A ☒B ☒U ☐S ☐TÜ ☐VÜ
	Nagelpflege	☐		6 ☐A ☐B ☐U ☐S ☐TÜ ☐VÜ
	An- und Auskleiden/ Körperersatzstücken	☒		7 ☒A ☐B ☒U ☒S ☐TÜ ☐VÜ
	Vorbereiten/Aufräumen des Pflegebereichs	☒		8 ☒A ☐B ☒U ☒S ☐TÜ ☐VÜ

Maßnahmenplanung von: 8:00 bis: 9:30 Uhr		**Datum**	**HZ.**
TF	Grundbotschaft: Mein Ablauf soll eingehalten werden, sonst bin ich sehr verunsichert.		
4	Herr H. bekommt jeden Mittwochmorgen Unterstützung beim Duschen von einer PK des Pflegedienstes. Frische Kleidung wird vorher von ihm bereitgelegt. Handtücher befinden sich im Schrank unterm Waschbecken im Badezimmer. Syndet und Luffaschwamm liegen in einem Korb auf dem Badewannenrand. Die Antirutschmatte hängt über der Badewanne an einem Haken. Die PK öffnet zuerst das Fenster in der Küche, wenn Herr H. das noch nicht getan hat. Herr H. legt die Antirutschmatte in die angefeuchtete Badewanne und ein altes Handtuch vor die Badewanne, um sich darauf auszuziehen.	21.12.2015	AV
6	Die Schmutzwäsche wird von der PK auf sein Bett gelegt, Herr H. räumt die Wäsche später weg.		

Maßnahmenplanung von: 8:00 bis: 9:30 Uhr		**Datum**	**HDZ.**
2	PK beaufsichtigt Herrn H. beim Einsteigen in die Badewanne.		
4	Herr H. wäscht selbstständig den Körper, nimmt sich viel Zeit dabei. Wenn er fertig ist, wäscht die PK den Rücken und Herr H. spült sich noch einmal gründlich ab.		
2	Beim Aussteigen aus der Badewanne beaufsichtigt die PK ihn, damit es nicht zum Sturz kommt.		
4, 6	Herr H. trocknet sich komplett selbstständig ab und zieht sich danach an.		
3	Das Aufräumen des Badezimmers übernimmt er auch. Zuletzt setzt sich Herr H. auf sein Bett, die PK zieht ihm die MTS an und verabreicht ihm die Augentropfen. • Die PK dokumentiert dies.		

	Leistungskomplex		**Nächste Evaluierung am:**	**Hilfebedarf?**
LK 2	Teilwaschung		12.02.2016	
	Teilwaschung (z. B. Intimbereich)	☒		1 ☒A ☒B ☒U ☐S ☐TÜ ☐VÜ
	Mund-, Zahn- und Lippenpflege	☐		2 ☐A ☐B ☐U ☐S ☐TÜ ☐VÜ
	Rasieren	☐		3 ☐A ☐B ☐U ☐S ☐TÜ ☐VÜ
	Hautpflege	☒		4 ☐A ☐B ☐U ☐S ☐TÜ ☒VÜ
	Haarpflege	☐		5 ☐A ☐B ☐U ☐S ☐TÜ ☐VÜ
	Nagelpflege	☐		6 ☐A ☐B ☐U ☐S ☐TÜ ☐VÜ
	An- und Auskleiden/ Körperersatzstücken	☐		7 ☐A ☐B ☐U ☐S ☐TÜ ☐VÜ
	Vorbereiten/Aufräumen des Pflegebereiches	☒		8 ☒A ☐B ☒U ☒S ☐TÜ ☐VÜ

Maßnahmenplanung von: 8:00 bis: 9:30 Uhr		Datum	HDZ.
TF	Grundbotschaft: Mein Ablauf soll eingehalten werden, sonst bin ich sehr verunsichert.		
4	Montags und freitags wäscht eine PK des Pflegedienstes die Beine und Füße von Herrn H. Frische Handtücher und Waschlappen befinden sich im Schrank unter dem Waschbecken im Badezimmer. Syndet befindet sich im Korb auf dem Badewannenrand. Herr H. legt ein altes Handtuch über den Badewannenrand, setzt sich auf den Toilettenbecken und krempelt die Hosenbeine hoch. Die PK lässt warmes Wasser in das Waschbecken einlaufen und bringt ein paar Tropfen des Syndets ein. Nun legt Herr H. ein Bein auf das Handtuch, das über dem Badewannenrand hängt. Die PK wäscht dieses Bein und führt gleichzeitig eine Hautkontrolle durch. Sie trocknet das Bein sorgfältig ab.	21.12.2015	AV
3	Herr H. legt das andere Bein auf den Badewannenrand und die PK kann nun dieses waschen und die Hautkontrolle durchführen. Nachdem die PK das zweite Bein abgetrocknet hat, räumt Herr H. die Handtücher und den Waschlappen weg. Herr H. setzt sich anschließend auf sein Bett, die PK kann ihm die MTS anziehen sowie die Augentropfen verabreichen.		

4.3 Fall 3 – Originalton des Pflegebedürftigen im B-Feld

4.3.1 Zusammenfassung und Eckdaten

Herr Deutlich ist 84 Jahre alt, lebt allein im betreuten Wohnen. Seine Tochter ist vor drei Monaten an Krebs verstorben. Der Sohn und die Schwiegertochter kümmern sich um ihn. Herr Deutlich hat COPD mit Sauerstoffgabe über 24 Stunden massive Wassereinlagerungen in den unteren Extremitäten und Lungen, Z. n. Schlaganfall.

4.3.2 B-Frage

Was bewegt Sie im Augenblick? Was brauchen Sie? Was können wir für Sie tun?

»Ich bräuchte jemanden, der mir die Strümpfe anzieht. Mit den Tabletten komme ich auch nicht mehr so ganz zurecht. Die Namen der Verpackungen ändern sich ständig und ich kann so schlecht sehen. Meine Augen sind auch nicht mehr operierbar. Beim Waschen bräuchte ich wohl auch Hilfe und jemand, der mir die Brötchen schmiert. Generell brauche ich jetzt erst einmal Hilfe. Laufen kann ich, aber es fällt mir schwer und geht nur mit Rollator.«

4.3.3 Die Themenfelder

Themenfeld 1: Kognitive und kommunikative Fähigkeiten

- Herr Deutlich ist auf allen Ebenen orientiert.
- Er ist kommunikativ und singt gern Lieder aus seiner Vergangenheit.
- Unbekannten Personen gegenüber, wie z. B. Pflegekräften, öffnet er sich schnell.
- Herr Deutlich schreibt gern Gedichte.
- Er kann Wünsche und Bedürfnisse selbstbestimmt äußern und umsetzen, wünscht keine Veränderungen in seinen pflegerischen Abläufen, die ritualisierten Charakter haben.

Themenfeld 2: Mobilität und Beweglichkeit

- Herr Deutlich ist auf seinen Rollator angewiesen und kann sich damit selbstständig fortbewegen. Er kompensiert auch sein Sturzrisiko selbstständig.
- Auf größeren Wegen ist er aufgrund seiner Kurzatmigkeit und der niedrigen Belastungsgrenze eingeschränkt.
- Aufgrund seiner körperlichen Einschränkungen kann er nicht mehr aktiv am Leben teilhaben.
- Lt. eigener Aussage muss er bei längeren Strecken vermehrt Pausen machen (s. TF 3)

Themenfeld 3: Krankheitsbezogene Anforderungen und Belastungen

- Herr Deutlich benötigt lt. eigener Aussage eine kontinuierliche Sauerstoffgabe durch einen Sauerstoffkonzentrator und transportable Sauerstoffflaschen sowie Inhalationen.
- Herr Deutlich besitzt ATS, die bei entstauten Venen durch eine PK vom Pflegedienst angezogen werden.
- Herr Deutlich leidet an einer Augenerkrankung
- Morgens und abends sollen Augentropfen in beide Augen verabreicht werden. Ebenso soll eine Gewichtskontrolle durch den Dienst erfolgen, da die Gefahr von Wasseransammlungen besteht.
- Herr Deutlich kümmert sich selbstständig um seine Medikamente.

Themenfeld 4: Selbstversorgung

- Aufgrund der Einschränkungen in TF 3 benötigt Herr Deutlich bei Haut- und Körperpflege eine vollständige personelle Unterstützung.
- Beim Ankleiden des Unterkörpers benötigt er Hilfe (Anreichen der einzelnen Kleidungsstücke), beim Unterkörper erfolgt volle Übernahme durch eine Pflegekraft
- Herr Deutlich braucht Hilfe bei der Zubereitung des Frühstücks.
- Herr Deutlich ist kontinent.
- Essen und Trinken kann Herr Deutlich selbstständig aufnehmen. Er isst auf eigenen Wunsch im Bett.
- Herr Deutlich neigt zu Hautrissen in den Fersen, die auf seinen Wunsch mit einer bestimmten Salbe versorgt werden sollen.

Themenfeld 5: Leben in sozialen Beziehungen

- Herr Deutlich hat regelmäßigen Kontakt zu seinem Sohn und seiner Schwiegertochter.
- Er kann nach seinen Möglichkeiten die Tagesstruktur selbst vornehmen und diese ggf. bei Bedarf verändern.
- Aufgrund der Einschränkungen in TF 3 gibt er klar an, dass er sich manchmal einsam fühlt.

Themenfeld 6: Haushaltsführung

Die Haushaltsführung sowie das Reinigen der Wäsche übernimmt seine Schwiegertochter.

4.3.4 Maßnahmenplanung

	Leistungskomplex		**Nächste Evaluierung am:**	**Hilfebedarf?**
LK 1	Ganzwaschung		16.01.2016	
	Waschen, Duschen, Baden	☒		1 ☒A ☒B ☒U ☐S ☒TÜ ☐VÜ
	Mund-, Zahn- und Lippenpflege	☐		2 ☐A ☐B ☐U ☐S ☐TÜ ☐VÜ
	Rasieren	☐		3 ☐A ☐B ☐U ☐S ☐TÜ ☐VÜ
	Hautpflege	☒		4 ☐A ☐B ☐U ☐S ☐TÜ ☒VÜ
	Haarpflege	☐		5 ☐A ☐B ☐U ☐S ☐TÜ ☐VÜ
	Nagelpflege	☐		6 ☐A ☐B ☐U ☐S ☐TÜ ☐VÜ
	An- und Auskleiden/ Körperersatzstücken	☒		7 ☒A ☒B ☒U ☐S ☒TÜ ☐VÜ
	Vorbereiten/Aufräumen des Pflegebereiches	☒		8 ☐A ☐B ☐U ☐S ☐TÜ ☐VÜ

Maßnahmenplanung von: 7:30 bis: 8:00 Uhr		**Datum**	**HDZ.**
TF	Grundbotschaft: Generell brauche ich erst einmal Hilfe		
4	Herr D. bekommt 1x wöchentlich (donnerstags) Unterstützung beim Baden von einer PK des Pflegedienstes. Badewannenlift steht in der Badewanne. Frische Wäsche und HandtücherHandtücher legt die Schwiegertochter am Vortag bereit. Duschgel und Shampoo stehen auf dem Badewannenrand. Die Schwiegertochter kümmert sich um das Besorgen neuer Mittel.	21.12.2015	AV
3	Aufgrund seiner Lungenerkrankung kann es Herr D. nicht lange ohne Sauerstoff aushalten. Die Zeit für die Badepflege verkürzt sich dadurch. Herr D. kann sich auf der Bettkante sitzend das Schlafanzugoberteil selbstständig ausziehen. Beim Auskleiden des Unterkörpers benötigt er Unterstützung der PK.		
2	Herr D. läuft mit dem Rollator ins Bad und setzt sich auf den vorbereiteten Badewannenlift.		

Maßnahmenplanung von: 7:30 bis: 8:00 Uhr		**Datum**	**HDZ.**
4	PK hilft ihm beim Einstieg in die Badewanne (Wasser und Duschgel) und fährt den Lift nach unten. Herr D. kann sich den Oberkörper und das Gesicht mit einem Waschlappen selbstständig waschen. Die PK übernimmt das Waschen des restlichen Körpers und der Haare.		
2	Herr D. läuft mit dem Rollator ins Bad und setzt sich auf den vorbereiteten Badewannenlift.		
4	Die PK lässt das Wasser aus der Badewanne laufen, wäscht Shampoo und Seife mit klarem Wasser ab.		
4	Der Badelift wird wieder nach oben gefahren und die PK hilft Herrn D. beim Herausheben der Beine.		
2	Herr D. trocknet sich den vorderen Oberkörper ab, die PK den restlichen Körper. Sie führt die Hautpflege mit der Bodylotion durch, die auf dem Nachtschrank steht.		
4	Der Rücken wird auf Wunsch von Herrn D. zusätzlich mit Pferdesalbe eingerieben. Herr D. geht zurück zum Bett, wo ihm beim Ankleiden des Oberkörpers geholfen wird.		
3	Beim Ankleiden des Unterkörpers benötigt er komplette Unterstützung. Die Kompressionsstrümpfe werden durch die PFK angezogen, Medigabe erfolgt um 11:45 Uhr mittags, abends um 17:15 Uhr. PK dokumentiert die Pflege.		

	Leistungskomplex		Nächste Evaluierung am:	Hilfebedarf?
LK 2	Teilwaschung		16.01.2016	
	Teilwaschung (z. B. Intimbereich)	☒		1 ☒A ☒B ☒U ☐S ☒TÜ ☐VÜ
	Mund-, Zahn- und Lippenpflege	☒		2 ☒A ☒B ☒U ☐S ☒TÜ ☐VÜ
	Rasieren	☒		3 ☒A ☒B ☒U ☐S ☒TÜ ☐VÜ
	Hautpflege	☒		4 ☒A ☒B ☒U ☐S ☒TÜ ☐VÜ
	Haarpflege	☒		5 ☐A ☐B ☐U ☐S ☐TÜ ☐VÜ
	Nagelpflege	☐		6 ☐A ☐B ☐U ☐S ☐TÜ ☐VÜ
	An- und Auskleiden/	☒		7 ☒A ☒B ☒U ☐S ☒TÜ ☐VÜ
	Körperersatzstücken	☐		
	Vorbereiten/Aufräumen des Pflegebereiches	☒		8 ☐A ☐B ☐U ☐S ☐TÜ ☒VÜ

Maßnahmenplanung von: 7:30 bis: 8:00 Uhr		Datum	HDZ.
TF	Grundbotschaft: Generell brauche ich erst einmal Hilfe		
4	Herr D. bekommt täglich (außer donnerstags) Hilfe bei der Teilwaschung durch eine PK des Pflegedienstes. Syndet (parfümfreie Seife) steht auf dem Badewannenrand. Handtücher hängen am Haken neben dem Waschbecken. Waschlappen liegen auf dem Badewannenrand, Einmalwaschlappen hängen am Haken neben dem Waschbecken.	10.11.2015	AV
3	Rasierer und Bodylotion befinden sich auf dem Nachtschrank neben dem Bett. Frische Kleidung legt die Schwiegertochter am Vortag bereit.		
4	Aufgrund seiner Lungenerkrankung kann Herr D. es nicht lange ohne Sauerstoff aushalten und die Zeit für die Teilpflege verkürzt sich dadurch.		

Maßnahmenplanung von: 7:30 bis: 8:00 Uhr		**Datum**	**HDZ.**
2	Herr D. kann sich auf der Bettkante sitzend das Schlafanzugoberteil selbstständig ausziehen. Beim Auskleiden des Unterkörpers benötigt er Unterstützung der PK.		
4	Herr D. läuft mit dem Rollator ins Bad und stellt sich ans Waschbecken, damit die PK ihn mit dem Trockenrasierer rasieren kann. Die PK lässt Wasser in das Waschbecken, fügt ein paar Tropfen des Syndets hinzu. Herr D. kann sich den vorderen Oberkörper selbstständig waschen und abtrocknen. Die PK wäscht den Rücken mit einem Waschlappen, den Intimbereich mit einem Einmalwaschlappen und trocknet diese mit dem Handtuch ab. Danach setzt sich Herr D auf die Toilette und die PK wäscht ihm die Füße.		
2	Zum Schluss führt die PK die Hautpflege mit der Bodylotion durch. Auf Wunsch von Herrn D. wird sein Rücken zusätzlich mit Pferdesalbe eingecremt.		
4	Herr D. läuft am Rollator zum Bett und setzt sich auf die Bettkante. Die PK hilft ihm beim Ankleiden des Oberkörpers, übernimmt das Anziehen der Kompressionsstrümpfe und das Ankleiden des Unterkörpers. PK dokumentiert die Pflege.		

5 SIS BEI NEUAUFNAHMEN

5.1 Der Einsatz der SIS

5.1.1 Die Prinzipien der praktischen Anwendung

Die Einschätzung zur Situation der pflegebedürftigen Person findet immer unmittelbar zu Beginn der Pflegeeinsatzes/des Einzugs statt und bildet die aktuelle Situation zu diesem Zeitpunkt ab.

Im ambulanten Bereich kann sich das schwierig gestalten. Hier sollten sich alle Mitarbeiter, die das Aufnahmemanagement durchführen, an einen Tisch setzen, um das Prozedere zu besprechen. Wir zeigen Ihnen jetzt zwei mögliche Variationen des Aufnahmemanagements. Dennoch müssen wir betonen, dass jede Einrichtung/jeder Dienst ihren/seinen eigenen Weg kreieren muss und sollte.

5.1.2 Variation Nr. 1: Bei Anruf Beratung

Ein Interessent ruft an. Sie lassen sich die Eckdaten geben und vereinbaren einen Termin mit der betroffenen Person und/oder dessen Angehörigen. Während des Termins nehmen Sie alle Daten auf, die für die Organisation und die Versorgung benötigt werden.

Hier können Sie bereits aufnehmen, was z. B. für die Angehörigen wichtig ist und welche Informationen für die Versorgung relevant sind. Dazu nehmen Sie entweder den SIS-Bogen oder überarbeiten Ihr Erstgesprächsprotokoll entsprechend.

Neben den direkten Daten (Name, Pflegestufe/-grad, Adresse, Geb. Datum) können Sie die Themenfelder mit ins Formular aufnehmen. So können Sie im Freitext alle wichtigen Informationen dokumentieren.

Das Problem bzw. die Herausforderung bei dieser ersten Variation ist, dass Sie noch keinen Pflegevertrag haben. Deswegen sollten Sie sich genauestens überlegen, ob Sie bereits jetzt die SIS nehmen, sich also eine Arbeit machen, die Sie hinterher vielleicht gar nicht brauchen. Wenn es nämlich zu keinem Vertragsabschluss kommt, aus welchen Gründen auch immer, wäre die Zeit, die Sie für die SIS gebraucht haben, unwirtschaftlich vertan.

Achtung: Drohende Überforderung auf beiden Seiten

Wenn Sie bereits während des Erstgesprächs eine umfassende Beratung durchführen, bleibt Ihnen kaum Gelegenheit, weitere Informationen aufzunehmen. Es ist auch fraglich, ob der Betroffene und dessen Angehörige alle Informationen und Fragen aufnehmen bzw. verarbeiten können. Sie sind ja bereits mit der Pflegesituation überfordert.

Kommt es nicht zu einem Pflegevertrag, haben Sie unnötig viel Zeit aufgewandt.

5.1.3 Variation Nr. 2: Am Anfang steht das Erstgesprächsprotokoll

Die Situation ist wie oben: Ein Interessent ruft an, Sie vereinbaren einen Termin. Aber nun setzen Sie lediglich Ihr Erstgesprächsprotokoll ein. Den Kostenvoranschlag erstellen Sie anschließend im Büro. Sagt der Betroffene zu, wird der Pflegevertrag geschlossen.

Die Versorgung wird in die Ablauforganisation (Tourenplanung etc.) übernommen. Ein erster Besuch einer Pflegefachkraft folgt. Bei diesem Besuch wird nun die Erstversorgung über einen längeren Zeitraum geplant. Sofern möglich, sollten auch Angehörige bzw. Bezugspersonen anwesend sein. So haben alle Beteiligten das gute Gefühl, nicht allein einer neuen Situation ausgeliefert zu sein.

Variation 2a:
Die Rahmenbedingungen stehen und die Pflegefachkraft erstellt vor Ort die SIS. Liegen alle Informationen vor, sollte sie die SIS abschließen, indem sie ihr Handzeichen setzt. Jetzt erfolgt die Maßnahmenplanung. Sollte sich etwas in der Versorgung verändern, wird dies im Berichteblatt dokumentiert.

Variation 2b:
Fehlen der Pflegefachkraft noch Informationen zur SIS, können auch andere Pflegefachkräfte Einträge in der SIS vornehmen und diese mit Handzeichen und Datum versehen. Erst mit dem Handzeichen der Pflegefachkraft im A-Feld ist die erste SIS abgeschlossen und die bisher vorläufige Maßnahmenplanung wird zur endgültigen Maßnahmenplanung. Wenn jetzt Abweichungen im Pflegebericht dokumentiert werden, kann das zur Überarbeitung der Maßnahmenplanung führen, ggfls. auch zu einer erneuten SIS.

Zu diesem Zeitpunkt liegen die Stammblattdaten, das ausgefüllte B-Feld, die ausgefüllten Themenfelder (C1) und eine erste fachliche Einschätzung vor. Eine Maßnahmenplanung wurde erstellt. Hier dürfen Sie entscheiden, wie diese aufgebaut sind. Die Erfahrung zeigt, dass sich die Maßnahmenplanung an den Leistungskomplexen orientieren sollte.

Dadurch haben Sie einen weiteren Effekt erzielt: Die Mitarbeiter erfahren ganz praktisch, in welchem Leistungskomplex welche Leistungen hinterlegt sind. So können sie ihre Tätigkeiten kontrollieren oder auch weitere Leistungen anbieten. Es geht ja nicht darum, möglichst viele Leistungen zu erbringen, sondern diese transparent zu machen.

5.1.4 Die nächsten Schritte

Liegen SIS und Maßnahmenplanung vor, wird das weitere Vorgehen im Qualitätsmanagement festgelegt (siehe Kapitel 6). Wichtig ist jedoch, dass auch die anderen Pflegekräfte die gesamten Unterlagen kennen. Sie können etwa während der Übergaben einen Betroffenen vorstellen – als einen ersten Schritt zu einer Fallbesprechung. Alternativ können die Mitarbeiter die Kerninformationen aufnehmen und diese in der Tourenplanung verankern.

Auch hier sind Ihre Erfahrungen gefragt! Sie kennen Ihr Unternehmen am besten und wissen, welcher Weg effizienter ist. Lassen Sie sich nicht durch Probleme verunsichern. Diese Form der Dokumentation ist ein »Lernendes System«. Fehler sind hier höchstens als Hinweise darauf zu verstehen, was sich noch besser gestalten lässt.

Sind alle Mitarbeiter über die Versorgung informiert, folgen die nächsten Schritte. Können nicht alle Maßnahmen während einer Versorgung erfolgen, muss das im Berichteblatt als Abweichung dokumentiert werden. Alternativ: Die festgelegten Beobachtungsinhalte aus der Maßnahmenplanung, werden als Beobachtungsergebnisse im Berichteblatt dokumentiert (siehe Kapitel 4.1).
Hier zeigt sich eine weitere Verknüpfung zum Qualitätsmanagement: Jetzt muss festgelegt werden, wie oft eine Abweichung im Pflegebericht dokumentiert werden muss, bis SIS, Maßnahmenplanung bzw. Teilbereiche (= Themenfelder) neu geschrieben werden müssen. Außerdem stellt sich die Frage, inwieweit eine Pflegefachkraft darüber selber entscheiden darf (siehe Kapitel 6).

Ein Beispiel: Sie kommen zu einem Betroffenen in die Wohnung. Es geht ihm schlecht und dementsprechend verändern Sie die Leistungen bzw. Ihre Handlungen passen sich der Situation an. Diese Veränderungen müssen Sie wahrnehmen und dokumentieren.

Wenn das Folgegespräch abgeschlossen ist (siehe Kapitel 4.1.5), fängt der 4-schrittige Pflegeprozess wieder von vorn an (vgl. Abbildung 17).
Eines muss jedoch noch im Qualitätsmanagement-Handbuch eines ambulanten Dienstes festgelegt werden: Nach wie vielen Versorgungen muss die erste SIS abgeschlossen sein? Ja, richtig gelesen, warum »Versorgungen«? Ganz einfach: Sie haben Klienten, die nur einmal pro Woche besucht werden. Weder beim ersten noch beim zweiten Mal werden Sie die SIS fertiggestellt haben. Wir empfehlen Ihnen daher eine Probephase. Entscheiden Sie erst nach dieser Probephase, nach wie vielen Wochen bzw. Versorgungen eine SIS fertiggestellt sein sollte.

Im stationären Bereich ist alles wesentlich einfacher. Hier sollte die SIS nach 24 bis 72 Stunden erstellt sein.

Praxistipp

Denken Sie immer daran: Sie legen die Spielregeln fest. Aber bevor Sie das können, benötigen Sie Erfahrungswerte. Nutzen Sie also diese Probephase sehr sorgfältig und entscheiden Sie erst danach.

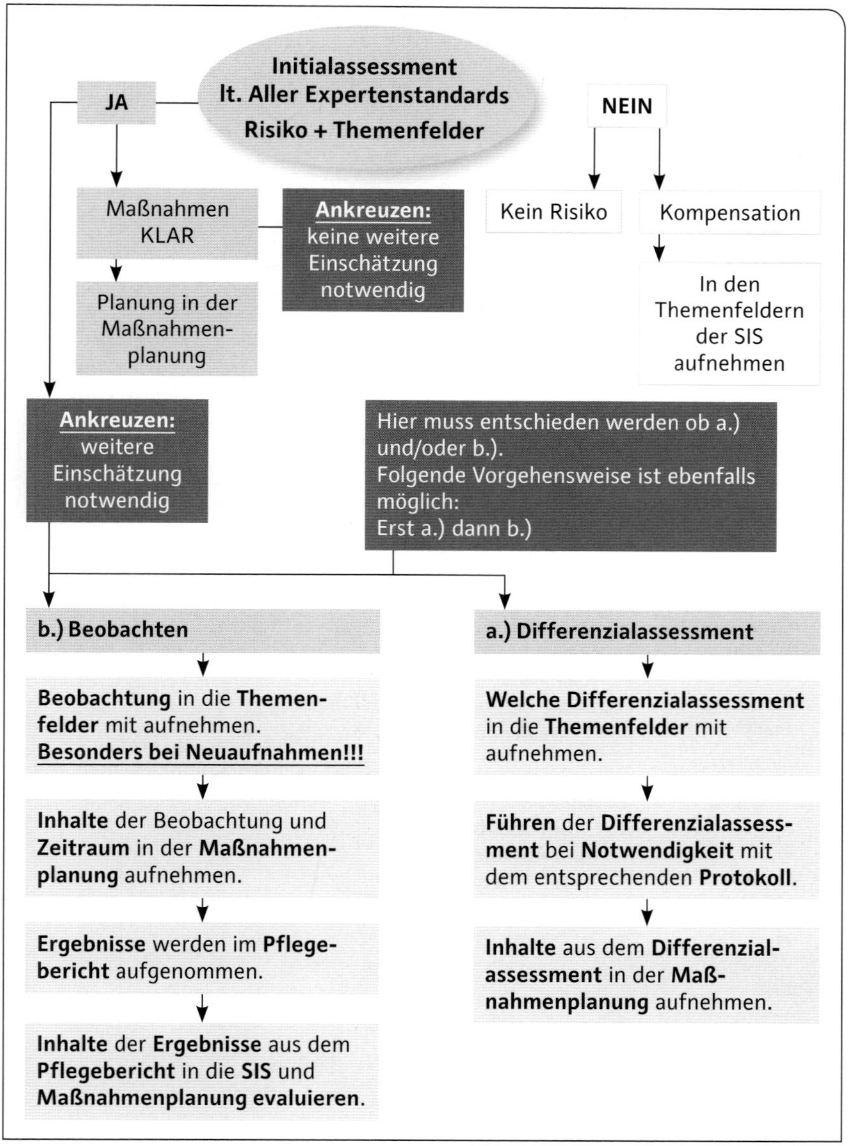

Abb. 17: Flussdiagramm.

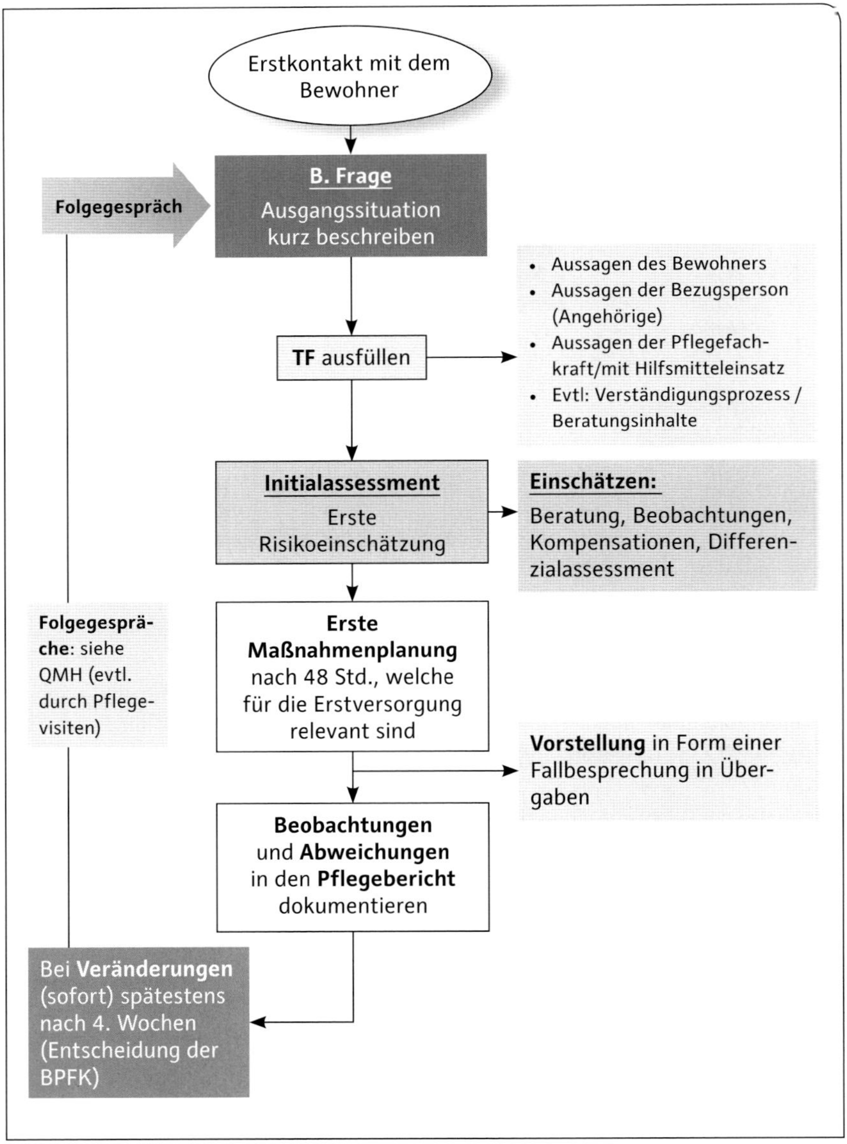

Abb. 18: Flussdiagramm stationär.

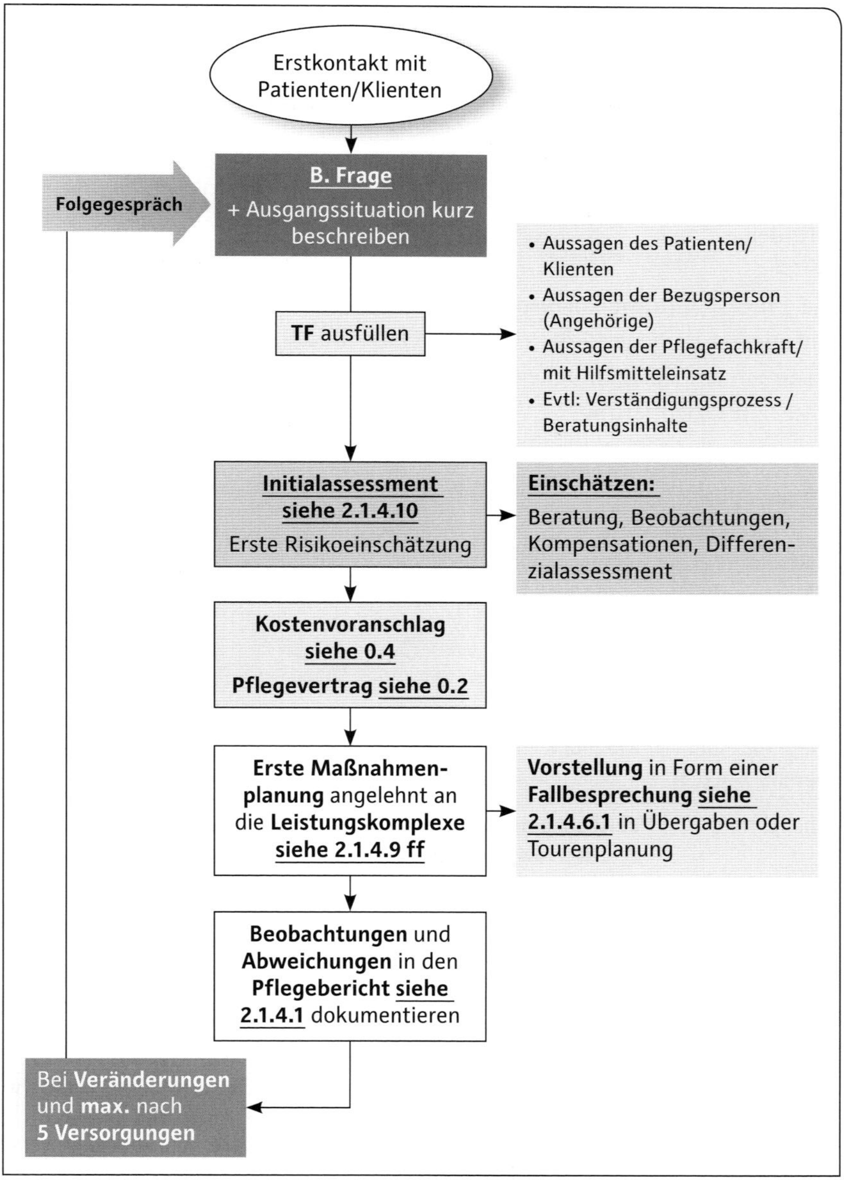

Abb. 19: Flussdiagramm ambulant.

5.2 Die Themenfelder – Tipps für den Alltag

In jedem Themenfeld wird die pflegebedürftige Person individuell und situationsgerecht erfasst und beschrieben. Tabelle 3 mit ihren detaillierten Fragen soll Ihnen in der Praxis eine Hilfestellung und Gedankenstütze sein. Das gilt insbesondere dann, wenn Sie sich noch in der Einführungsphase befinden.

Die Fragestellungen korrespondieren mit denen aus dem Neuen Begutachtungsassessment (NBA). Unsere Darstellung erhebt natürlich keinen Anspruch auf Vollständigkeit. Sehen Sie sie eher als ein kurzfristiges Hilfsmittel zur Orientierung.

Praxistipp

Risikobereiche korrespondieren mit der Risikomatrix, den biografischen Besonderheiten und Vorlieben über alle Themenfelder hinweg.

Tabelle 3: Themenfelder und Tipps

Themenfelder der SIS 1–6 (C1)	Mögliche Fragestellungen*
Themenfeld 1 Kognitive und kommunikative Fähigkeiten	**Zeitlich, persönlich, örtlich und situative orientiert?** **Werden Aufforderungen und Informationen (Beratung) verstanden?** Hier wird die Fähigkeit angesprochen, Situationen, Ereignisse oder schriftliche/mündliche Information aufzunehmen und richtig zu deuten. **Können Entscheidungen getroffen und Alltagshandlungen ausgeführt werden?** Dazu gehört beispielsweise die dem Wetter angepasste Auswahl von Kleidung; die Entscheidung über die Durchführung von Aktivitäten wie Einkaufen, Familienangehörige oder Freunde anrufen, einer Freizeitbeschäftigung nachzugehen

Themenfelder der SIS 1–6 (C1)	Mögliche Fragestellungen*
	Können Risiken und Gefahren erkannt werden? **Können entsprechende Maßnahmen umgesetzt werden?** Dazu gehören beispielsweise Strom- und Feuerquellen, Barrieren und Hindernisse auf dem Fußboden bzw. auf Fußwegen, eine problematische Beschaffenheit des Bodens (z. B. erhöhtes Sturzrisiko durch Glätte) oder Gefahrenzonen in der außerhäuslichen Umgebung (verkehrsreiche Straßen, Baustellen etc.). **Treten herausfordernde und abwehrende Verhaltensweisen auf?** • Verbal und/oder nonverbal (keine eigene Motivation zur Unterstützung, lehnt jegliche pflegerische Hilfestellungen ab) • Verhaltensauffälligkeiten (Antriebslosigkeit, Wahnvorstellungen, Ängste, etc.) **Sehen (Brille), Hören** Hörgeräte – an welchem Ohr sollte die direkte Ansprache erfolgen, muss schriftlich kommuniziert werden? **Deprivationsprophylaxe** **Fühlt sich die Person vereinsamt?** **Kann sie sich an Gesprächen beteiligen?** Hierzu gehört die Fähigkeit in einem Gespräch Inhalte aufzunehmen und sinngerecht zu antworten und zur Weiterführung des Gesprächs Inhalte einzubringen. **Können mehrschrittige Alltagshandlungen ausgeführt werden?** Hierzu gehört die Fähigkeit, mehrschrittige Alltagshandlungen in der richtigen Reihenfolge auszuführen. Gemeint sind Handlungen, die täglich oder nahezu täglich im Lebensalltag vorkommen und die eine Abfolge von Teilhandlungen umfassen. **Gedächtnis** Die Fähigkeit, sich an Ereignisse oder Beobachtungen zu erinnern (= Kurzzeit-, Langzeitgedächtnis).

Themenfelder der SIS 1–6 (C1)	Mögliche Fragestellungen*
Themenfeld 2 Mobilität und Beweglichkeit	Sich frei und selbstständig innerhalb und außerhalb der Wohnung bzw. des Wohnbereichs bewegen können **Orientierungspunkte zur Einschätzung der Mobilität** • Lagewechsel in liegender Position • Einnehmen von verschiedenen Positionen im Bett, Drehen um die Längsachse, Aufrichten aus dem Liegen. • Halten einer aufrechten Sitzposition • Auf einem Bett oder Stuhl frei, d. h. ohne Rücken- oder Seitenstütze sitzen. • Transfer (Aufstehen, Hinsetzen, Umsetzen) • Von einer erhöhten Sitzfläche (Bettkante, Stuhl/Sessel, Bank, Toilette etc.) aufstehen und sich auf einen Rollstuhl/Toilettenstuhl, Sessel o. ä. umsetzen. • Stehen/Gehen, Fortbewegung über kurze Strecken • Sich innerhalb einer Wohnung oder im Wohnbereich einer Einrichtung zwischen den Zimmern sicher bewegen, ggf. unter Nutzung von Hilfsmitteln (z. B. Stock, Rollator, Rollstuhl, Gegenstand). Als Anhaltsgröße für übliche Gehstrecken innerhalb einer Wohnung werden mindestens 8 m festgelegt. • Treppensteigen: Die Überwindung von Treppen zwischen zwei Etagen. Treppensteigen ist unabhängig davon zu bewerten, ob in der Wohnumgebung Treppen vorhanden sind. **Weitere Punkte, welche betrachtet werden könnten** • Wie sehen die Bewegungsabläufe aus? • Welche Hilfsmittel werden benötigt bzw. genutzt und wie werden diese genutzt? • Freiheitsentziehende Maßnahmen? Einwilligung/Richterlicher Beschluss? Wann, wie?

Themenfelder der SIS 1–6 (C1)	Mögliche Fragestellungen*
Themenfeld 3 Krankheits-bezogene Anforderungen und Belastungen	Die gesundheitliche Situation, Einschränkungen und Belastungen, deren Folgen pflegerisch-fachlichen Unterstützungsbedarf aufzeigen: • Therapiemaßnahmen im Rahmen der Behandlungspflege • Medikamente darreichen, verabreichen oder eine kontrollierte Medikamentengabe • Medikamentengabe über PEG, PEJ, gemörsert oral verabreichen • Kompressionsstrümpfe Klasse 2 (evtl. auf Wunsch: nicht bei entstauten Beinen anziehen) **Compliance** • Passive Duldung (»Mit-sich-machen-lassen«) • Akzeptanz (»Durchstehen wollen«) • Aktive Teilnahme (Zustimmung und Mithilfe) • Therapeutisches Setting • Wunden (chronisch oder OP) • Regelmäßige Arztbesuche und Besuche von anderen medizinischen therapeutischen Einrichtungen • Krankengymnastik • Dialysepflicht • Besonderheiten von körperlichen Zustanden (BMI, Puls, RR, BZ, etc.) • Blutdruckschwankungen • Unter-/Überzuckerung • Unter-/Übergewicht, Mangelernährung • Aspirationsgefahr • Neigung zur Thrombosen • Atmung • Bilanzierung

Themenfelder der SIS 1–6 (C1)	Mögliche Fragestellungen*
	Besonderheiten im Hilfsmitteleinsatz • Sauerstoffgerät • Mobiles Sauerstoffgerät • Inhalationsgeräte • Absaugen • sonstige ärztliche Anordnungen • Pflegerische Besonderheit bei der Umsetzung, z. B. Zeitpunkt, Wärme-/Kälteempfinden und dessen Ausprägung, Belastungsgrenzen (werden diese erkannt?), Schmerzen (stabile/instabile Schmerzsituation) Es geht nicht um die ausschließliche Aufzählung von Diagnosen und ärztlichen Therapien/Medikamenten, die bereits in anderer Weise erfasst und dokumentiert sind.
Themenfeld 4 Selbstversorgung:	**Waschen** Hilfestellungen bei der Körperpflege, Hautpflege, Duschen, Baden, Mund- und Zahnpflege, Prothesenpflege, Soor- und Parotitisprophylaxe, Intertrigorisiko, Augen-, Ohren-, Nagel- und Fußpflege, gleichgeschlechtliche Pflege? **Kleiden** Hilfestellung beim An- und/oder Auskleiden? Vorlieben? **Essen** Besonderheiten wie Mundgerechte Zubereitung, Vorlieben, benutzte Hilfsmittel, Sondenernährung **Trinken** Besonderheiten der Vorbereitung von Getränken und der Aufnahme von Flüssigkeiten (spezielle Hilfsmittel), Vorlieben. Wird die Notwendigkeit der Flüssigkeitsaufnahme (auch ohne ausreichendes Durstgefühl) erkannt und die empfohlene/ gewohnte Menge tatsächlich getrunken?

Themenfelder der SIS 1–6 (C1)	Mögliche Fragestellungen*
	Toilettenbenutzung Harnausscheidung • Kann der Toilettengang selbstständig durchgeführt werden (Hinsetzen, Aufstehen, Sitzen)? • Inwieweit wird die Intimhygiene, das Wechseln von Inkontinenzsystemen und das Richten der Kleidung selbstständig durchgeführt? • Bestehen Notwendigkeiten und Besonderheiten bei einer Inkontinenzversorgung und/oder der Umgang mit einer bestehenden Harninkontinenz, z. B. Inkontinenzsysteme (kleine Vorlagen, geschlossene Inkontinenzsysteme)? • Wird das Entleeren eines Urinbeutels bei Dauerkatheter oder Urostoma selbstständig durchgeführt? Stuhlausscheidung • Besonderheiten zu Inkontinenzsystemen, Analtampons, Stomabeutel (können diese nach Bedarf gewechselt und/oder entsorgt werden)?
Themenfeld 5 Leben in sozialen Beziehungen	**Gestaltung des Alltags und des Tagesablaufs** Kann nach individuellen Gewohnheiten und Vorlieben der Tagesablauf eingeteilt und bewusst gestaltet werden? Können die tägliche Routine und andere Aktivitäten geplant angepasst werden? **Gestalten von Aktivitäten/sich beschäftigen können (Vorlieben und Hobby)** Kann die »freie Zeit« nach individuellen kognitiven, manuellen, visuellen und/oder auditiven Fähigkeiten und Bedürfnissen ausgewählt und durchgeführt werden? (z. B. Handarbeiten, Basteln, Bücher/Zeitschriften lesen, Sendungen im Radio oder Fernsehen verfolgen, Computer) **Ruhen und Schlafen – Gestaltung der Nacht** Können die individuellen Gewohnheiten, der »Tag-/Nacht-Rhythmus« eingehalten und ohne personelle Hilfe für ausreichende Ruhe- und Schlafphasen gesorgt werden? **Längere Zeitabschnitte überschauen** • Können Längere Zeitabschnitte überschaut werden und über den Tag hinaus geplant? • Gibt es Vorstellungen oder Wünsche zu anstehenden Festlichkeiten wie Geburtstag oder Jahresfeste?

Themenfelder der SIS 1–6 (C1)	Mögliche Fragestellungen*
	Kontaktpflege und Interaktion mit Personen im direkten Kontakt • Gibt es bestehende Kontakte zu Freunden, Bekannten, Nachbarn? • Können diese aufrecht gehalten, beendet oder zeitweise abgelehnt werden? • Gibt es die Fähigkeit, mit technischen Kommunikationsmitteln wie z. B. Telefon umzugehen, z. B. Besuche verabreden? Gibt es oder Brief- oder Mail-Kontakte? **Fortbewegung und Aktivitäten im außerhäuslichen Bereich** Verlassen der Wohnung/des Wohnbereichs • Fortbewegen außerhalb der Wohnung oder Einrichtung (zu Fuß oder mit dem Rollstuhl) • Die Fähigkeit, für kurze Spaziergänge an der frischen Luft oder um Nachbarn, Bäcker etc. aufzusuchen. Wird dabei ein Hilfsmittel (z. B. Stock, Rollator, Rollstuhl) benutzt? Nutzung öffentlicher Verkehrsmittel (Nahverkehr) • Kann in ein Bus oder eine Straßenbahn eingestiegen und an der richtigen Haltestelle wieder ausgestiegen (Nahverkehr) werden. • Kann ein Pkw/Taxi genutzt werden? Teilnahme an kulturellen, religiösen oder sportlichen Veranstaltungen • Kann die Person an Veranstaltungen teilnehmen, bei denen in der Regel eine größere Anzahl an Personen versammelt ist? (Z. B. Theater, Konzert, Gottesdienst oder Sportveranstaltungen)

Themenfelder der SIS 1–6 (C1)	Mögliche Fragestellungen*
Themenfeld 6 Haushalts-führung bzw. Wohnen/ Häuslichkeit	**Wohnen und Häuslichkeit** Sicherheit durch Vertrautheit, Gewohnheiten und Wohlbefinden in der Räumlichkeit • Können Dienstleitungen (Einkäufe, Behördengänge, finanzielle Angelegenheiten etc.) selbstständig erledigt werden? • Können die pflegerischen oder haushaltsnahen Dienstleistungen (wie Pflegedienst, Haushaltshilfen, Essen auf Rädern, Wäscherei, Handwerker, Friseur oder Fußpflege) selbst organisiert und gesteuert werden? **Regelung finanzieller Angelegenheiten** • Werden die alltäglichen finanziellen Angelegenheiten erledigt (z. B. Führen eines Girokontos, Mietzahlungen)? • Kann entschieden werden, ob z. B. genügend Bargeld im Hause ist, eine Rechnung bezahlt werden muss? Können die dazu notwendigen Schritte eingeleitet oder durchgeführt werden? **Aufwändige (schwere) Aufräum- und Reinigungsarbeiten** Z. B. Böden wischen, Staub saugen, Fenster putzen, Wäsche waschen, Bett beziehen, Müll entsorgen – kann das noch selbst erledigt werden? **Einfache (leichte) Aufräum- und Reinigungsarbeiten** Können einfache und körperlich leichte Haushaltstätigkeiten, wie z. B. Tisch decken/abräumen, Spülen, Spülmaschine einräumen, Wäsche falten, Staub wischen getätigt werden? **Zubereitung einfacher Mahlzeiten** Können vorbereitete Speisen erwärmt werden? **Einkaufen für den täglichen Bedarf** Können Einkäufe für den täglichen Bedarf (z. B. Lebensmittel, Hygieneartikel, Zeitung) getätigt werden?

* Basierend auf dem Entwurf der BRi (Begutachtungs-Richtlinien vom 17.12.2015) des GKV-Spitzenverbandes

6 DIE SIS BEI DER DOKUMENTATION IM VERLAUF DER PFLEGE UND BETREUUNG

6.1 Neue Aufgaben fürs Qualitätsmanagement

Durch flankierende Maßnahmen des Qualitätsmanagements wird die Umsetzung des Strukturmodells unterstützt und juristisch abgesichert. So müssen alle Träger regeln, in welchem zeitlichen Abstand eine Maßnahmenplanung routinemäßig überprüft wird, wenn länger keine Eintragungen im Berichteblatt erfolgten. Hier gilt: Der fachlich angemessene Umgang mit Risiken kann nur durch individuelle Evaluationszeiten erreicht werden.

Auch die erste und zweite Kasseler Erklärung (s. Kapitel 10) benennt klar, welche organisatorischen Strukturen und Abläufe im jeweiligen Versorgungssegment sichergestellt werden müssen.

Pflege- und Betreuungskräfte müssen diese Informationen kennen. Mit ihrer Unterschrift unter die Formulare dokumentieren sie, dass sie ihre Organisationsverantwortung kennen. Regelmäßige Schulungen der Mitarbeiter unterstützen diesen Prozess.

Zusätzlich gibt es eine Vielzahl von weiteren Instrumenten zur Überprüfung der internen Pflegequalität: Pflegevisiten, Fallgespräche, Prüfungen, die Kontroll- und Aufsichtspflicht der verantwortlichen Pflegefachkraft bzw. der Pflegedienstleitung.

Wenn Sie in Ihrer Einrichtung das Strukturmodell umsetzen, müssen Sie einige Vorkehrungen treffen und begleitende Qualitätsmaßnahmen einrichten. Auch MDS und MDK benennen in ihren aktuellen Ergänzungen für Qualitätsprüfungen klar die Aufgaben des Qualitätsmanagement:

- »Es müssen Stellen- bzw. Funktionsbeschreibungen vorliegen, in denen die Verantwortlichkeiten für die Prozessgestaltung festgelegt sind. Die Anwendung der SIS/Maßnahmenplanung/Evaluation ist eine Aufgabe der Pflegefachkräfte.

- Es ist sicherzustellen, dass aktuelle Verfahrensanleitungen (Leistungsbeschreibungen) für regelmäßig wiederkehrende Maßnahmen der grundpflegerischen Versorgung und Betreuung vorliegen.
- Die Mitarbeiter sind in die Verfahrensanleitungen eingewiesen. Verbindlichkeit und Kenntnisnahme durch die Mitarbeiter muss nachgewiesen werden.
- Es sind Regelungen dazu zu treffen, welche zusätzlichen Instrumente (z. B. Differenzialassessments, Trinkprotokolle, Wundbeschreibung) wann und wie einzusetzen sind.
- Es sind Regelungen zur Durchführung der Evaluation (Zeiträume, Besonderheiten) zu treffen.«[29]

Praxistipp

Alle Mitarbeiter müssen nachweislich die übergeordneten Leistungsbeschreibungen und Verfahrensanweisungen kennen – und beachten.

Tabelle 4 zeigt Ihnen Überlegungen zur Überarbeitung des Qualitätshandbuchs die die Einführung und Umsetzung des Strukturmodells qualitätsgesteuert unterstützen.

Tabelle 4: Tipps fürs Qualitätshandbuch bei Einführung des Strukturmodells

Überarbeitungsbereich	Inhalte des QM	Ambulant	Stationär	Besonderheiten der Änderung von Inhalten
Abkürzungsverzeichnis	z. B.: SIS = Strukturierte Informationssammlung	X	X	Muss hinterlegt werden
Kommunikationsmatrix	Fallbesprechung	X	X	Festlegung der Rahmenbedingungen zur Durchführung und Notwendigkeit

[29] MDK & MDS 2015, S. 10

Überarbeitungsbereich	**Inhalte des QM**	**Ambulant**	**Stationär**	**Besonderheiten der Änderung von Inhalten**
Verfahrensanweisung	Dienstübergaben	X	X	Übergaben • Ambulant: über die Tourenpläne, telefonisch; schriftlich? • Stationär: Reitersystem in der Pflegedokumentation?
	Biografiearbeit	O	O	Personenkreis festlegen, bei dem eine Biografiearbeit erforderlich ist
	Biografiebogen	O	O	Entsprechend anpassen
Verfahrensanweisung	Risikomanagement – Aussagen	X	X	• Aktualisierung der Flussdiagramme • Ab wann wird welches Differenzialassessment geführt und eingesetzt? • Aktualisierung Expertenstandards
	Entlassung aus dem Krankenhaus/aus der Versorgung	X	X	• Umsetzung des Expertenstandard Entlassungmanagement bei Entlassung aus dem Krankenhaus und bei Beendigung eines Pflegeauftrags • Pflegevisite? • Fallbesprechung?
Verfahrensanweisung	Schulung/Fortbildung	X	X	Anpassung des prospektiven Fortbildungsplans

Überarbeitungsbereich	Inhalte des QM	Ambulant	Stationär	Besonderheiten der Änderung von Inhalten
	Einzugskonzept, Heimeinzug, Checkliste Einzug,		X	• Wann erfolgt das Erstgespräch? • Wie werden die Beobachtungen dokumentiert und in welchem Zeitraum? • Ab wann wird eine Maßnahmenplanung erstellt? • Wenn wird die SIS von einer PFK abgeschlossen? • Umgang mit dem Maßnahmenplan
	Aufnahme neuer Patienten	X		s. oben
	Leitfaden zur Pflegedokumentation	X	X	Reihenfolge Formularwesen und Inhalte
	Themen, die über ein Flussdiagramm »Umgang mit SIS« bearbeitet werden können	X	X	• Erste SIS = Vorstellung im Team • Folgegespräch = Änderung/Anpassung der Maßnahmenplanung, Häufigkeit einer Tätigkeit = Übergabe • Themenfeld = Pflegebericht eintragen = Abweichung, ggf. Maßnahmenplanung anpassen = Übergabe • Risikomanagement = Bei Differenzialassessments eine Evaluationsbesprechung/= Fallbesprechung (Ursachenforschung)

Überarbeitungsbereich	Inhalte des QM	Ambulant	Stationär	Besonderheiten der Änderung von Inhalten
				• Umgang mit der Maßnahmenplanung: Schriftlich zur Kenntnis genommen?
	Fallbesprechung/ Evaluationsbesprechung	X	X	Anpassung der Inhalte und Häufigkeit im Ermessen der Einrichtung: • Risikomanagement • Maßnahmenplanung • Beobachtungintervalle • Differenzialassessment
Pflegekonzept	Folgende Aussagen sind relevant: • Wohlbefinden und Selbstbestimmung, • Personenzentrierter Ansatz, • Wünsche + Bedürfnisse, • Biografische Aspekte	X	X	Liegt ein geeignetes schriftliches Pflegekonzept vor? • zum Pflegemodell (nicht erforderlich) • zum Pflegesystem • zum Pflegeprozess (WHO: vier Schritte) • zur innerbetrieblichen Kommunikation (Fallbesprechungen) • zum Qualitätssicherungssystem (Pflegevisiten) • zur Leistungsbeschreibung Ist das Pflegekonzept den Mitarbeitern in der Pflege und Betreuung vertraut? (Schulungen)
	Checkliste Aktivitätsplanung		X	Bezogen auf die Themenfelder

Überarbeitungsbereich	Inhalte des QM	Ambulant	Stationär	Besonderheiten der Änderung von Inhalten
	Leitfaden zum Integrationsgespräch		X	Bezogen auf die Themenfelder
Stellenbeschreibung	• Pflegedienstleitung (PDL) • stellv. PDL • Qualitätsbeauftragte • Wohnbereichsleitung/ Bereichsleitung (WBL/BL)	X X X	X X X X	Nach QMH arbeiten, z. B.: • Planung der aufzunehmenden SIS, • Unterstützung der MA bei der SIS • Kontrolle der SIS bzgl. Inhalte • Festlegung, bis wann eine SIS erstellt werden soll, • Vereinbarung, dass die Pflegestandards immer auf den aktuellen Stand sind und die MA nachweislich geschult werden
	Pflegefachkraft	X	X	Erstellung/Umsetzung der SIS Entscheidungsfreiraum: Risikomatrix (Unterscheiden können zwischen: • Maßnahmenplanung, • Kompensiertem Risiko • Beobachtung, Initialassessment und Differenzialassessment) Kennt Pflegestandards und kann diese adäquat einsetzen.

▶▶

Überarbeitungsbereich	Inhalte des QM	Ambulant	Stationär	Besonderheiten der Änderung von Inhalten
	Altenpflegerhelfer/in Krankenpflegerhelfer/in Hauswirtschafterin/Betreuungskräfte	X	X	Verpflichtung, • vor der Versorgung SIS, Maßnahmenplanung und Berichteblatt zu reflektieren, • Beobachtungsinhalte, die von der PFK festgelegt wurden, im Bericht die Ergebnisse zu dokumentieren, • Abweichungen von der Maßnahmenplanung im Pflegebericht dokumentieren Kennt die Pflegestandards und kann diese adäquat einsetzen. Leistungsnachweise § 87b SGB XI (zurzeit) noch notwendig
Verfahren/ Checkliste	Einarbeitung einer Pflegefachkraft	X	X	• Strukturmodell SIS • Risikomanagement (Entscheidungsfreiräume) • Pflegestandards
	Einarbeitung einer Pflegehilfskraft	X	X	• Umgang mit Berichteblatt, • Verpflichtung SIS und Maßnahmenplanung, Berichteblatt zu reflektieren • Umgang mit Abweichungen
	Formen der Pflegevisite	X	X	Formular: Pflegevisite Formular: Planung von Pflegevisiten

6.2 Pflegestandards

Qualitäts- und Pflegemanagement sorgen durch die Festlegung von einer überschaubaren Anzahl von prinzipiellen »Immer-so-Leistungsbeschreibungen« (z. B. Morgenpflege oder Begleitung zum Zubettgehen) dafür, dass die dort festgelegten Grundsätze gelten. Sie müssen also nicht noch einmal in der Pflegedokumentation des Betroffenen situativ beschrieben werden, wenn sie entsprechend durchgeführt werden. Wichtig ist, dass jeder Träger/jede Einrichtung hier eine passende Form findet – mit dem klaren Ziel, die Pflegenden von unnötigem Schreibaufwand zu entlasten

6.2.1 Der Begriff »Pflegestandard«

Obwohl Pflegestandards spätestens seit den 1990er Jahren in vielen Pflegebetrieben eingesetzt werden, ringen Experten mindestens ebenso lange um die genaue Definition des Begriffs »Pflegestandard«. Viele Autoren orientieren sich an der Definition der WHO, nach der »Standards einem erreichbaren und professionell abgestimmten Leistungsniveau entsprechen und ein festgelegtes Soll der Pflegequalität wiedergeben, an dem die tatsächliche Leistung gemessen wird.«[30] Wir definieren Pflegestandards hier wie folgt:

Definition »Pflegestandards«

»Pflegestandards sind allgemeine und akzeptierte Normen, die den Aufgabenbereich und die Qualität und den Aufgabenbereich der Pflege (für die praktische Umsetzung) definieren.

Pflegestandards legen themen- oder tätigkeitsbezogen fest, was die Pflegepersonen in einer konkreten Situation generell leisten wollen/sollen und wie diese Leistung auszusehen hat.«*

* Stösser, A. von (1994). Pflegestandards. Erneuerung der Pflege durch Veränderung der Standards. 3. Auflage. Heidelberg: Springer, S. 76

30 Bölicke, C. (2007). Standards in der Pflege. Entwickeln – Einführen – Überprüfen. München: Urban & Fischer, S. 2

6.2.2 Arten von Pflegestandards

Zu den Instrumenten, die am häufigsten als »Pflegestandards« bezeichnet werden, gehören Handlungsanweisungen, Normen und Richtlinien, Qualitätsstandards, Expertenstandards und Leitlinien.

Einige Unterschiedsmerkmale für diese Instrumente sind ihre Zielsetzung, die Inhalte, der Gültigkeitsbereich und der Grad der Wissenschaftlichkeit.[31]

Handlungsanweisungen werden als Standards auf der Mikroebene bezeichnet. Sie beschreiben einzelne Tätigkeiten auf der Prozessebene. Hierdurch werden Mitarbeiter verpflichtet, bestimmte Tätigkeiten nach den schriftlichen Anweisungen zu verrichten. Das hauptsächliche Ziel von Handlungsanweisungen ist die Vereinheitlichung von Pflegehandlungen in einer Einrichtung. Dabei werden meistens eine kurze Definition und ein Ziel der zu beschreibenden Tätigkeit formuliert. Häufig werden auch die für die Tätigkeit verantwortlichen oder unmittelbar beteiligten Personen formal bestimmt. Der umfassendste Teil ist die detaillierte Ablaufbeschreibung der Tätigkeit. Handlungsanweisungen werden häufig zu Themen wie z. B. der Ganzkörperwaschung entwickelt.[32]

Normen und **Richtlinien** spiegeln z. B. professionelle Wertvorstellungen, Prioritäten, Verantwortungs- und Aufgabenbereiche wider. Diesen Standards liegt eine gesetzliche, berufsrechtliche, standesrechtliche oder satzungsrechtliche Legitimation zu Grunde. Die Vorgaben werden vom Gesetzgeber oder einer anderen anerkannten Institution festgelegt. Normen und Richtlinien haben keinen einheitlichen Aufbau. Ein typisches Thema für eine Norm ist z. B. die notwendige Qualifikation für die subkutane Injektion.[33]

Expertenstandards folgen einem einheitlichen, international abgestimmten Vorgehen. In einer Verfahrensordnung zur Erstellung von Expertenstandards ist das methodische Vorgehen, insbesondere bezüglich der wissenschaftlichen Fundierung, der Schrittfolge der Entwicklung und der Unab-

[31] Vgl. ebd. S. 3
[32] Vgl. ebd. S. 6
[33] Vgl. ebd. S. 8

hängigkeit der Projektmitglieder festgelegt (§113a, SGB XI). Die Inhalte von Expertenstandards basieren auf nationalen und internationalen wissenschaftlichen Erkenntnissen. Diese berücksichtigen die Prozess-, Struktur- und Ergebnisebene, haben ein klares Ziel formuliert und messbare Kriterien zur Erfolgsbewertung vorgegeben. Die jeweilige Pflegekraft ist verpflichtet, jede pflegerische Intervention auf Angemessenheit für den einzelnen Pflegebedürftigen zu prüfen.[34]

6.2.3 Komprimierte Pflegestandards für den ambulanten Dienst

Das Strukturmodell und die erforderlichen Anpassungen im Qualitätsmanagement lassen komprimierte Pflegestandards für den ambulanten Dienst zu. Tabelle 5 zeigt, wie sich die bisher sehr zahlreichen und ausufernden Pflegestandards sinnvoll komprimieren lassen. Vor dem Hintergrund des Strukturmodells ist das ein logischer Schritt.

Tabelle 5: Komprimierte Pflegestandards für den ambulanten Dienst, am Beispiel der Leistungskomplexe (LK) aus Nordrhein-Westfalen

Nr. des Leistungskomplexes	Standard Nr.:	Inhalte der Pflegestandards
LK 1,2, 26 und 27 Pflege	Standard 1	Augenpflege, Mundpflege, Ganzwaschung im Bett, Ganzwaschung am Waschbecken, Duschen, Voll- und Teilbad, Haarwäsche im Bett, Wechsel der Kleidung im Bett, Finger- und Fußnagelpflege, Nasenpflege, Ohrenpflege/Einbringen von Medikamenten in das Ohr, Pflege von Zahnprothesen, Rasur und Bartpflege
LK 4,5, 6 Ernährung und Flüssigkeitsversorgung	Standard 2	Verhalten bei Nahrungsverweigerung, Untergewicht und Kachexie, Essen und Trinken anreichen Verfahren: Ernährungsmanagement im Pflegedienst

▶▶

[34] Vgl. ebd. S. 9

Nr. des Leistungskomplexes	Standard Nr.:	Inhalte der Pflegestandards
LK 3 Ausscheidung	Standard 3	Inkontinenzprophylaxe: Toilettentraining Expertenstandard: Förderung der Kontinenz, Pflege bei Stuhlinkontinenz
LK 7, 8 Mobilität	Standard 4	Kontrakturenprophylaxe, 30°-, 90°- und 135°-Grad Lagerungen, Expertenstandard: Sturzprophylaxe (Stand: 2013) Dekubitusprophylaxe: Hautbeobachtung
Expertenstandard separat erstellen	ES 1-XX	Sturzprophylaxe, Dekubitusprophylaxe, Förderung der Ernährung und Flüssigkeitsversorgung, Schmerz (akut), Schmerz (chronisch), Förderung der Harnkontinenz, Entlassungsmanagement, Umgang mit chronischen Wunden.
Prophylaxen (sollten separat erstellt werden)	P1-XX	Soor- und Parotitisprophylaxe, Thromboseprophylaxe, Dehydrationsprophylaxe, Aspirationsprophylaxe, Obstipationsprophylaxe, Zystitisprophylaxe, Intertrigoprophylaxe, Pneumonieprophylaxe: V-A-T-I-Lagerungen
Behandlungspflege (sollten separat erstellt werden)	B1-XX	Verbandswechsel Dekubitus, Verbandswechsel PEG/PEJ, Applikation von Medikamenten mittels PEG-Sonde, subkutane Injektion

Tabelle 6: Kombinationsmöglichkeiten der komprimierten Pflegestandards mit den verbleibenden Leistungskomplexen

LK Nummer	Inhalt der Leistungskomplexe	Standards in Kombination
LK 18	Ganzwaschung (Waschen, Duschen, Baden), Ausscheidungen (Urin, Stuhl, Schweiß, Sputum, Erbrochenes), Selbstständige Nahrungsaufnahme, Lagern/Betten	Nr. 1,2,3 + ggf. P1 + ggf. B1
LK 19	Ganzwaschung (Waschen, Duschen, Baden), Ausscheidungen (Urin, Stuhl, Schweiß, Sputum, Erbrochenes)	Nr. 1,3 + ggf. P1 + ggf. B1

LK Nummer	Inhalt der Leistungskomplexe	Standards in Kombination
LK 20	Teilwaschung, Ausscheidungen (Urin, Stuhl, Schweiß, Sputum, Erbrochenes), Selbstständige Nahrungsaufnahme, Lagern/Betten)	Nr. 1,2,3, + ggf. P1 + ggf. B1
LK 21	Teilwaschung, Ausscheidungen (Urin, Stuhl, Schweiß, Sputum, Erbrochenes)	Nr. 1,3 + ggf. P1 + ggf. B1
LK 23	Ganzwaschung (Waschen, Duschen, Baden), Ausscheidungen (Urin, Stuhl, Schweiß, Sputum, Erbrochenes), Lagern/Betten	Nr. 1,3,4 + ggf. P1 + ggf. B1
LK 24	Ganzwaschung (Waschen, Duschen, Baden), Ausscheidungen (Urin, Stuhl, Schweiß, Sputum, Erbrochenes), Hilfe bei der Nahrungsaufnahme, Lagern/Betten	Nr. 1,2,3,4 + ggf. P1 + ggf. B1
LK 25	Teilwaschung, Ausscheidungen (Urin, Stuhl, Schweiß, Sputum, Erbrochenes), Lagern/Betten	Nr. 1,3,4 + ggf. P1 + ggf. B1
LK 26	Teilwaschung, Ausscheidungen (Urin, Stuhl, Schweiß, Sputum, Erbrochenes), Hilfe bei der Nahrungsaufnahme, Lagern/Betten	Nr. 1,2,3,4 + ggf. P1 + ggf. B1

Tabelle 7: LK 1, 2, 27, 28 – Grundpflegerische Versorgung

Nr.	Inhalt	Nr.	Inhalt
LK 1	Ganzwaschung • Waschen, Duschen, Baden • Mund-, Zahn- und Lippenpflege • Rasieren • Hautpflege • Haarpflege • Nagelpflege • An- und Auskleiden/Körperersatzstücken • Vorbereiten/Aufräumen des Pflegebereichs	LK 2	Teilwaschung • Teilwaschung (z. B. Intimbereich) • Mund-, Zahn- und Lippenpflege • Rasieren • Hautpflege • Haarpflege • Nagelpflege • An- und Auskleiden incl. An- und Ablegen von Körperersatzstücken • Vorbereiten/Aufräumen des Pflegebereiches

Nr.	Inhalt	Nr.	Inhalt
LK 27	Kleine pflegerische Hilfestellung 1 • Hilfe beim Aufsuchen oder Verlassen des Bettes oder anderen Sitz- und Liegegelegenheiten • Reinigen von Gesicht und/oder Händen • Richten des Bettes	LK 28	Kleine pflegerische Hilfestellung 2 • An- und/oder Auskleiden (incl. An- und Ablegen von Körperersatzstücken) • Reinigen von Gesicht und/oder Händen • Richten des Bettes

Tabelle 8: Standard ambulant: grundpflegerische Versorgung

Bereichsüberschriften	Inhalte
Vorbereitung/ Material	Händedesinfektionsmittel, Einmalhandschuhe Waschlappen, Handtücher, Evtl. großes Badetuch, Waschschüssel Haarwaschbecken, ein großes Gefäß mit angenehm temperiertem Wasser, ein Spülgefäß ein Eimer, Haarpflegemittel (Babyshampoo ist zumeist gut verträglich) Gummiunterlage als Bettschutz, Waschlappen als Augenschutz, Haarföhn Nagelpflegeset Hautpflegemittel bei Männern Elektro- oder Nassrasierer, Rasierwasser, elektrischer Trockenrasierer oder Nassrasierer, Rasierschaum oder Rasiercreme, Rasierpinsel, Schale mit handwarmem Wasser, Rasierwasser, Aftershave oder Hautcreme bei Frauen Lippenstift, Parfüm, Einmalrasierer für den Damenbart, Kosmetikprodukte Kleidungsstücke Kamm, Bürste und Handspiegel ggf. frische Bettwäsche rutschfester Stuhl oder Rollstuhl ggf. Duschstuhl, rutschfeste Duschmatte, ggf. Lifter. Vorhandene Mundpflegeartikel zusammenstellen Haftmittel Reinigungsmittel/-tablette für Zahnprothesen Aufbewahrungsbox Abwurfbehälter

Bereichs-überschriften	Inhalte
Planung	Wir ermitteln in der SIS und Maßnahmenplanung die Ressourcen des Patienten hierbei wird festgelegt wo diese erfolgt. Für die GW am WB muss der Patient ohne Hilfe sitzen oder kurzzeitig stehen können. Alle notwendigen Pflegemittel werden so angeordnet, dass der Patient oder die Pflegekraft leicht darauf zugreifen können. Wir ermitteln die biografischen Vorlieben des Patienten hinsichtlich des Waschens. Ggf. sprechen wir die Angehörigen an. Die korrekte Waschung von Patienten wird regelmäßig per Pflegevisite überprüft. Die Rasur und die Bartpflege erfolgen einmal täglich im Rahmen der allgemeinen Körperpflege. Bei Patienten, die Blut Gerinnungshemmer (»Marcumar©«) erhalten, wird keine Nassrasur durchgeführt, da die Blutungsgefahr zu groß ist. Bei Patienten mit gefährlichen Infektionskrankheiten (etwa HIV, Hepatitis B und C) sollte eine Trockenrasur gewählt werden. Unruhige und verwirrte Patienten sollten trocken rasiert werden, sofern die Geräusche des Rasierapparates kein Abwehrverhalten auslösen. Wir klären, ob eine Haarwäsche aus medizinischen Gründen zu unterlassen ist. Dieses ist insbesondere der Fall bei: • Erkrankungen im Ohr • Halswirbelverletzungen • Schädelverletzungen • Verletzungen oder Erkrankungen der Kopfhaut • starke Erkältungen • Atemprobleme • Schwere dekompensierte Herzinsuffizienz • nach Operationen Bei verschiedenen Krankheitsbildern können schon kleinste Verletzungen zu schlecht heilenden Wunden führen. Wir übertragen die Fußnagelpflege an einen medizinischen Fußpfleger bei Patienten mit: • Diabetes mellitus • Antikoagulantherapie • schweren Durchblutungsstörungen • harten oder verhornten Zehnägeln • eingewachsenen Fußnägeln • Gicht oder Arthrose • sonstigen relevanten Hautschäden wie etwa Hühnerauge

▶▶

Bereichs-überschriften	**Inhalte**
Durchführung: Organisation	Die Pflegekraft kontrolliert den festen Sitz der Duschmatte beim Duschen Die Wassertemperatur richtet sich nach den Wünschen des Patienten. Ggf. erhält der Patient die Möglichkeit, die Temperatur mit der Hand zu prüfen. Die Hilfsmittel (Hörgerät, Brille) werden zur Seite gelegt. Ggf. vorhandene Lagerungshilfsmittel werden entfernt, soweit diese nicht unbedingt notwendig sind. Der Oberkörper wird hochgelagert. Die Pflegekraft führt eine hygienische Händedesinfektion durch. Der Zeitpunkt, wann Einmalhandschuhe anzulegen sind, richtet sich nach den individuellen Gegebenheiten (etwaige Hautkrankheiten, Hautläsionen usw.) Spätestens bei der Reinigung der Intimregion sind die Einmalhandschuhe anzulegen. Die Mund-, Zahn- und Zahnprothesenpflege wird individuell durchgeführt.
Gesicht	Das Gesicht wird stets mit klarem Wasser ohne Seifenzusatz gereinigt. Die Augen werden von Ablagerungen befreit. Die Wischbewegung erfolgt stets von außen nach innen in Richtung des Tränenflusses. Wenn die Absonderungen zu intensiv sind, verwendet die Pflegekraft zwei mit warmem Wasser angefeuchtete Tupfer. Bei Infektionen der Augen muss eine Keimverschleppung von einem Auge zum anderen vermieden werden. Die Ohrmuscheln und die Hautbereiche hinter den Ohren werden gereinigt. Das Gesicht wird auf Wunsch eingecremt.
Oberkörper	Dem Wasser wird eine Waschlotion beigemengt. Der Hals, die Achselhöhlen, die Arme und die Hände werden gewaschen. Um einen Intertrigo zu verhindern, achtet die Pflegekraft auf Hautfalten (Achselhöhlen und weibliche Brüste) sowie die Fingerzwischenräume. Die Fingernägel werden kontrolliert. Bei Verschmutzung der Fingernägel sollte die Pflegekraft diese sofort reinigen. Ansonsten kann die Nagelpflege zu einem späteren Zeitpunkt durchgeführt werden. Die Pflegekraft überprüft, ob der Bauchnabel mit Nabeltalk oder Nabelstein verschmutzt ist. In diesem Fall wird der Nabel gereinigt. Der Rücken wird gewaschen.

Bereichs-überschriften	Inhalte
	Wenn Patienten sich nicht aufsetzen können (starke Schmerzen, Immobilitätssyndrom usw.), wird der Patient auf die Seite gedreht und dann gewaschen. Der gesamte Oberkörper wird auf Wunsch mit Körperlotion eingecremt, bekleidet.
untere Extremitäten	Ein Handtuch wird als Schutz auf dem Bett platziert. Die Ober- und Unterschenkel, Knie und Füße werden gewaschen und abgetrocknet. Die Füße und Zehenzwischenräume wird der Hautzustand überprüft. Die unteren Extremitäten werden auf Wunsch mit Körperlotion eingecremt.
Intimbereich	Bei Bedarf wird Waschlappen und das Waschwasser gewechselt. Bei der Frau: • Die Patientin stellt die Beine auf (soweit dieses möglich ist bei Bettruhe) oder spreizt die Beine im Stehen. • Die großen Schamlippen werden gespreizt und von der Scham(bein)fuge zum Anus hin gereinigt und abgetupft. Waschrichtung ist stets von vorne nach hinten. • Der äußere Genitalbereich wird gewaschen und getrocknet. Beim Mann: • Die Vorhaut wird zurückgezogen und die Eichel gewaschen. Die Pflegekraft prüft überdies eine eventuelle (Pilz-)Infektion der Eichel. Danach wird die Vorhaut wieder zurückgeschoben. • Die Pflegekraft reinigt den Hodensack von vorne in Richtung Anus. • Der Patient wird zur Seite gedreht. • Die Pflegekraft wäscht den Anus in Richtung Steißbein. • Die Pflegekraft entsorgt die Einmalhandschuhe (bzw. wechselt diese).
Mund-; Zahn- und Lippenpflege	Die Pflegekraft bürstet die Zähne immer von Rot nach Weiß (rot = Zahnfleisch, weiß = Zahn). Prothesenpflege mit vorhanden Pflegeprodukten (Aufbewahrungsbox) Die Pflegekraft säubert die äußere Mundregion und die Lippen. Danach wird der Bereich abgetrocknet. Falls gewünscht trägt die Pflegekraft ein Lippenpflegemittel auf.

Bereichsüberschriften	Inhalte
Duschen	Sollte die Kraft des Patienten zum Stehen nicht ausreichen, wird ein Duschstuhl bereitgestellt. Die Handdusche wird vom Patienten weggehalten, angestellt und auf eine angenehme Temperatur eingestellt. Danach wird der Duschkopf gegen die Beine gehalten und der Patient nach dem Temperaturempfinden befragt.
Trocken- oder Nassrasur	Mit vorhandenen Rasierutensilien nach Wunsch des Patienten Hautschonend durchführen.
Risikoeinschätzung Dekubitus, Intertrigo, Exicose, Kontraktur, Soor und Parotitis	Wir nutzen die Ganzwaschung, um den Hautzustand zu prüfen. Wichtige Parameter sind Farbe und Feuchtigkeit, Fettigkeit, Schuppenbildung, Risse usw. Wir beobachten bei der Ganzwaschung die Beweglichkeit der großen Gelenke. Wenn ein Infektionsrisiko besteht, sollten Einmalhandschuhe getragen werden. Mundpflege: Beläge, Geruch, Verfärbungen (Mundschleimhaut), Schleimhautveränderungen
Nachbereitung:	Die Haare werden gekämmt. Der Patient erhält seine Hilfsmittel (Hörgerät, Brille). Der Patient wird befragt, ob er weitere Wünsche habe. Insbesondere wird ihm ein Getränk angeboten. Das Zimmer wird gelüftet. Das verbrauchte Material wird entsorgt. Die Waschschüssel wird gereinigt und desinfiziert. Die Pflegemittel werden zurückgestellt. Die Pflegekraft führt eine hygienische Händedesinfektion durch.

6.2.4 Komprimierte Pflegestandards für stationäre Einrichtungen

So wie schon zu Beginn dieses Kapitels gelten die Überlegungen für die Komprimierung von Pflegestandards auch im stationären Bereich. Hier bietet sich die Orientierung nach Themenfeldern an.

Tabelle 9: Beispiele komprimierter Pflegestandards anhand der Themenfelder im stationären Bereich

<table>
<tr><td>Themenfeld 1
Kognitive und kommunikative Fähigkeiten</td><td colspan="2">• Umgang mit demenziellen Veränderungen (zeitlich, persönlich; örtlich und situative Orientierung)
• Umgang mit depressiven Veränderungen
• Umgang mit psychotischen Veränderungen aus dem schizophrenen Formenkreis und Wahnerleben
• Verhalten bei Eigen- und Fremdgefährdung, selbstgefährdendes Verhalten</td></tr>
<tr><td>Themenfeld 2
Mobilität und Beweglichkeit</td><td colspan="2">• Transfer (aufstehen, hinsetzten, umsetzen)
• Positionswechsel im Liegen und Sitzen
• Bewegungsübungen zur Vermeidung von Kontrakturen
• Bewegungsübungen (Kraft- und Balancetraining)
• Sturzprophylaxe, Lauftraining, Stehtraining
• Umgang mit freiheitsentziehenden Maßnahmen</td></tr>
<tr><td>Themenfeld 3
Krankheitsbezogene Anforderungen und Belastungen</td><td colspan="2">• Schmerzmanagement, Vitalzeichenkontrollen
• Kompressionsstrümpfe an- und auskleiden
• Medikamentengabe</td></tr>
<tr><td>Themenfeld 4
Selbstversorgung</td><td colspan="2">• An- und Auskleiden, Wechsel der Kleidung im Bett,
• Ganzwaschung am Waschbecken, Ganzwaschung im Bett, Duschen, Finger- und Fußnagelpflege, Mundpflege, Pflege von Zahnprothesen, Nasenpflege, Ohrenpflege, Rasur und Bartpflege, Augenpflege,
• Flüssigkeitsbilanzierung, Essen und Trinken anreichen, Pflege von Bewohnern mit Schluckstörungen (Dysphagie), Verhalten bei Nahrungsverweigerung,
• Inkontinenzprophylaxe Toilettentraining, Pflege bei Bewohnern mit Stuhlinkontinenz, Inkontinenzversorgung</td></tr>
<tr><td>Themenfeld 5
Leben in sozialen Beziehungen</td><td colspan="2">• Heimeinzug
• Einzugskonzept
• Alle Betreuungsangebote</td></tr>
<tr><td>Expertenstandards (separat erstellen)</td><td>ES 1-XX</td><td>Sturzprophylaxe, Dekubitusprophylaxe, Förderung der Ernährung und Flüssigkeitsversorgung, Schmerz (akut), Schmerz (chronisch), Förderung der Harnkontinenz, Entlassungsmanagement, Umgang mit chr. Wunden.</td></tr>
</table>

Prophylaxen (sollten separat erstellt werden)	P1-XX	Soor- und Parotitisprophylaxe, Thromboseprophylaxe, Dehydrationsprophylaxe, Aspirationsprophylaxe, Obstipationsprophylaxe, Zystitisprophylaxe, Intertrigoprophylaxe, Pneumonieprophylaxe: V-A-T-I-Lagerungen
Behandlungspflege (sollten separat erstellt werden)	B1-XX	Bsp: Verbandswechsel Dekubitus, Verbandswechsel PEG/PEJ, Applikation von Medikamenten mittels PEG-Sonde, subkutane Injektion

Ein Beispiel aus der Praxis

Themenfeld 4 ermöglicht den komprimierten Pflegestandard »Essen und Trinken«

Themenfeld 4: Selbstversorgung

Essen und Trinken anreichen, Pflege von Bewohnern mit Schluckstörungen (Dysphagie), Verhalten bei Nahrungsverweigerung, Flüssigkeitsbilanzierung,

»Nicht jeder Bewohner, der pflegebedürftig ist, benötigt Hilfe beim Essen und Trinken. Viele können dies noch alleine, sofern bestimmte Rahmenbedingungen erfüllt sind. Bei einigen bedeutet dies, dass sie zum Tisch begleitet oder gefahren werden müssen, andere benötigen lediglich ein anderes Essgeschirr oder spezielle Trinkbehältnisse und wieder andere bedürfen hauptsächlich der Ermunterung, weil sie z. B. zwischendurch immer wieder vergessen, dass sie noch nicht fertig gegessen haben. Art und Umfang der benötigten Hilfestellung können ebenso unterschiedlich sein wie die Gebrechen der Bewohner, sodass diese Unterschiede schlecht in Form von Standardbeschreibungen, sondern besser in der individuellen Planung dargestellt werden. Dieser Standard beinhaltet deshalb allgemeine Richtlinien und Maßnahmen, die unabhängig vom Hilfebedarf von allen Pflegepersonen beachtet werden sollten.

ZIEL: Der Pflegebedürftige soll die Hilfe bei der Ernährung erfahren, die es ihm ermöglicht, seine maximale Selbstständigkeit zu behalten oder wieder zu erlangen.«[35]

[35] Stösser, A. von (2003). Ernährung pflegebedürftiger Bewohner. Im Internet: http://www.pflegekonzepte.de/uploads/Musterstandards/ERN%201.pdf [Zugriff am 11.02.2016]

Tabelle 10: Pflegestandard »Essen und Trinken«

Vorbereitung	• Wir prüfen, welchen Umfang die Hilfsbedürftigkeit hat. Wir nutzen eventuell vorhandene Restfähigkeiten, um die Selbstständigkeit des Bewohners zu fördern. • Hilfsmittel wie Schnabeltassen werden nur dann eingesetzt, wenn dieses zwingend erforderlich ist. • Die Pflegekraft wäscht sich die Hände und führt eine hygienische Händedesinfektion durch. • Die Pflegekraft bleibt während des gesamten Essenanreichens beim Patienten sitzen und erledigt in dieser Zeit keine anderen Tätigkeiten. • Die Bekleidung des Bewohners wird mit einer Serviette vor Verschmutzung geschützt. • Rechtshändern stellt die Pflegekraft Glas und Messer auf die rechte Seite; bei Linkshändern ist dieses häufig (aber nicht immer) andersherum. • Niedriges Geschirr steht vorn, hohes Geschirr wird weiter hinten positioniert. • Wenn der Bewohner stark zittert, werden die Tassen und Becher nur bis zur Hälfte gefüllt. • Die Mahlzeit wird vor den Augen des Bewohners zerkleinert.
Durchführung	• Die Pflegekraft überprüft die Temperatur der Speisen. • Bei blinden oder stark sehbehinderten Bewohnern sagen wir vor jedem Bissen an, welche Speisenkomponente als nächstes angereicht wird. • Die Pflegekraft überprüft den Schluckvorgang bei den Bewohnern. Insbesondere nach einem Schlaganfall leiden viele Betroffene unter Kau- und Schluckproblemen.
Nachbereitung	• Die Pflegekraft bietet dem Bewohner eine Mundpflege an. Bei einer entsprechenden Gefährdung sollten die Backentaschen auf Nahrungsreste überprüft werden. • Der Bewohner erhält die Möglichkeit, sich die Hände zu waschen. • Der Bewohner sollte noch für 30 Minuten in der leicht aufgerichteten Position verbleiben. • Wir bieten dem Bewohner einen Toilettengang an.
Besonderheiten	

▶▶

Schluck-störungen	• Einem Bewohner darf nur dann Essen eingegeben werden, wenn sichergestellt ist, dass der Schluckreflex funktioniert. Dieses ist Aufgabe von Pflegefachkräften. • Wir prüfen stets, ob Medikamente zu einer Schluckstörung führen können oder diese fördern. • Wir sammeln wichtige Informationen, die für die Pflege und Therapie wichtig sind. • Wir achten auf Symptome, die für eine Schluckstörung sprechen: • raue und belegte Stimme, Heiserkeit • wiederholtes Räuspern, Husten oder Würgen • vermehrt aus dem Mund ausfließender Speichel • Austritt von Lebensmitteln durch die Nase • Niesen, wenn die Nahrung in den Nasen-Rachen-Raum eindringt • angestrengtes und wiederholtes Schlucken • Sensibilitätsstörungen im Mundbereich • Ablagerung von Nahrungsresten in den Backentaschen • Unvermögen die Lippen zu schließen • hoher Zeitaufwand für das Essen • Wir stellen die Ressourcen zusammen, mit deren Hilfe der Bewohner die Dysphagie überwinden oder ihre Folgen lindern kann. • Beim Essenanreichen wird es dem Bewohner ermöglicht, die angereichten Speisen kurz zu sehen und zu riechen. Das regt die Speichelproduktion und den Appetit an. • In jedem Fall muss sich der Bewohner auf die Konsistenz des nächsten angereichten Löffelinhaltes einstellen können. Er sollte also z. B. wissen, ob als nächstes ein Stück Fleisch oder Kartoffelbrei folgt.

<table>
<tr>
<td>Bilanzierung</td>
<td>
<ul>
<li>Die Flüssigkeitsbilanzierung erfolgt ausschließlich auf ärztliche Anordnung.</li>
<li>Der Bewohner erhält nur noch solche Trinkbehälter, deren Füllmenge bekannt ist.</li>
<li>Gläser und Tassen werden immer vollständig gefüllt und die konsumierte Menge dokumentiert.</li>
</ul>
Muster einer registrierbaren Bilanz:
<table>
<tr><th>Flüssigkeitszufuhr</th><th>ml</th><th>Flüssigkeitsabgabe</th><th>ml</th></tr>
<tr><td>orale Flüssigkeitszufuhr
Infusionen</td><td>1600
600</td><td>Urin
Kot</td><td>1400
100</td></tr>
<tr><td>Summe</td><td>2200</td><td>Summe</td><td>1500</td></tr>
</table>
Bilanz: Ein Plus von 700 ml. Ein positiver Wert von 700 ml ist bei der registrierbaren Bilanz der Normwert, der anzustreben ist.
Muster einer effektiven Bilanz:
<table>
<tr><th>Flüssigkeitszufuhr</th><th>ml</th><th>Flüssigkeitsabgabe</th><th>ml</th></tr>
<tr><td>Trinkmenge
Speisen</td><td>1350
850</td><td>Urin
Kot
Erbrechen</td><td>1500
100
600</td></tr>
<tr><td>Summe</td><td>2200</td><td>Summe</td><td>2200</td></tr>
</table>
Bilanz: +/– 0. Das ist der Normwert.
</td>
</tr>
<tr>
<td>Nahrungsverweigerung:</td>
<td>
<ul>
<li>Eine Nahrungsverweigerung liegt vor, wenn es der Bewohner ablehnt, selbst zu essen oder angereichte Speisen zu sich zu nehmen.</li>
<li>Jeder Bewohner hat das Recht, nach eigenem Ermessen zu essen oder die Nahrungsaufnahme zu verweigern.</li>
<li>Wir streben einen einheitlichen Standpunkt zu diesem Thema an, der dann auch in unserem Pflegeleitbild fixiert wird.</li>
<li>Wir achten auf Anzeichen, die für eine willentliche Nahrungsverweigerung sprechen:</li>
<li>Der Bewohner dreht bei der Esseneingabe den Kopf weg.</li>
<li>Der Bewohner schließt die Augen.</li>
<li>Die Pflegekraft wird beschimpft.</li>
<li>Der Bewohner öffnet den Mund nicht und presst die Lippen zusammen (»klassische« Mimik dabei: krause Stirn).</li>
<li>Der Bewohner schiebt die Nahrung mit der Zunge aus dem Mund.</li>
</ul>
</td>
</tr>
</table>

▶▶

	• Der Bewohner behält die Nahrung im Mund und schluckt diese nicht. • Der Bewohner öffnet beim Essen die Augen nicht. • Der Löffel und die Gabel werden weggeschlagen. • Der Bewohner wirft mit dem Essen. • Das Ess- und das Trinkverhalten werden genau beobachtet und dokumentiert. • Wir beachten: Einstellungen, Vorlieben und Abneigungen können sich ändern. Die Ernährungsgewohnheiten werden daher in regelmäßigen Abständen neu erfasst. • Wir prüfen, welche Gründe für Nahrungsverweigerung vorliegen können • Bei Schwerstpflegebedürftigen und permanent bettlägerigen Bewohnern nutzen wir die Möglichkeiten der Basalen Stimulation (z. B. die Lippen mit dem Lebensmittel bestreichen). • Wir bieten dem Bewohner kleine Portionen an. • Kleine Zwischenmahlzeiten, etwa Milchmixgetränke, werden von vielen Bewohnern eher akzeptiert. • Wir prüfen, welche Medikamente den Appetit des Bewohners mindern. • Viele Bewohner nehmen im Sterbeprozess keine Nahrung oder Flüssigkeit mehr zu sich; insbesondere bei einer demenziellen Erkrankung. In diesem Fall ändert sich unsere pflegerische Zielsetzung. Die Nahrungs- und die Flüssigkeitsaufnahme treten in den Hintergrund, da diese den Sterbeprozess unnötig verlängern würden. Wichtiger wird es, die quälenden Symptome wie die Mundtrockenheit zu lindern. • Alle Maßnahmen, Beobachtungen und Messwerte werden sorgfältig dokumentiert. Dazu zählen insbesondere: • Erst- und Verlaufsmessung des Körpergewichts • Allgemeinbefinden • Befinden nach der Nahrungsaufnahme • Appetit • Stuhl • Krankheitsverständnis und Kooperationsbereitschaft

6.3 Fallbesprechungen

Fallbesprechungen sind ein wirksames Qualitätswerkzeug, um im Team die individuelle Pflegesituation eines Klienten gezielt zu diskutieren. Gemeinsam werden Fragen und Probleme angesprochen und Lösungswege erarbeitet. Fallbesprechungen helfen beim Lösen problematischer Situationen und der Planung professioneller Interventionen im Team. Als Steuerungsinstrument professioneller Betreuung sind sie Teil des Qualitätsmanagements.

Mit Fallbesprechungen können Mitarbeiter die Situation eines Klienten mit dem Ziel, eine Verbesserung seiner Lebenssituation diskutieren und Lösungen für Probleme vereinbaren.

Sie dienen der Entwicklung abgestimmter Verhaltens- und Vorgehensweisen.

Fallkonstellationen haben eine hohe Komplexität. Die Kunst bei der Gestaltung einer Fallbesprechung liegt darin, hinreichende Komplexität mit der notwendigen Fokussierung zu verbinden. Dafür sind Vorbereitung, Einbeziehung der Dokumentation und eine Moderation dringend erforderlich.

Fallbesprechungen sind ein Instrument der Professionalisierung, können aber die Verantwortung der einzelnen Entscheidungsträger nicht aufheben. Sie ersetzen nicht akute Interventionen und Entscheidungen, aber sie können diese auf ein durch professionelle Konsultation abgesichertes Fundament stellen.

Zur Sicherung der kontinuierlichen Betreuung wird in den Grundsätzen und Maßstäben zur Qualitätssicherung nach § 80 SGB XI/MDK Anleitung §§ 112,114 die Bildung von überschaubaren Pflege-Teams gefordert (ambulant).

Teambesprechungen werden als Instrument zur internen Qualitätssicherung empfohlen.

Eine Fallbesprechung ist nach den Qualitätsrichtlinien des MDS »eine Maßnahme der internen Qualitätssicherung«.

Die Pflege und Betreuung eines Menschen ist immer auch Teamarbeit und erfordert ein abgestimmtes, möglichst einheitliches Vorgehen. Daher bieten sich Fallbesprechungen in besonderer Weise an. Die Fallbesprechung lebt geradezu von den vielen unterschiedlichen und subjektiven Wahrnehmungen und Erfahrungen der Teammitglieder.

Fazit

Wenn eine Einrichtung Fallbesprechungen durchführt, legt sie selbst fest, für welche Klientel, mit welchem Formular und wie oft diese Fallbesprechungen überhaupt angesetzt werden.

Wir empfehlen, die Transparenzkriterien als wichtiges Kontrollinstrument zu nutzen, indem Sie die Fragen in Ihre Pflegevisite einbauen. Tabelle 11 gibt Ihnen eine Übersicht für den ambulanten Bereich. Die Fragen sind den Themenfeldern zugeordnet, sollen aber eher Richtschnur sein, keine feste Vorgabe.

Tabelle 11: Anlässe (Fragestellungen), die eine Fallbesprechung erforderlich machen

Themenfelder	Ambulant	Stationär
Themenfeld 1: Kognitive und kommunikative Fähigkeiten	• Biografie bei einer Demenzerkrankung • Zusammenarbeit mit Angehörigen	• Biografie bei einer Demenzerkrankung • Zusammenarbeit mit Angehörigen
Themenfeld 2: Mobilität und Beweglichkeit	• Bei Problemen der Behandlung von chronischen Wunden • Probleme bei den vereinbarten Leistungen zur Mobilität • Probleme bei den vereinbarten Leistungen zum Dekubitusrisiko • Probleme bei den vereinbarten Leistungen zur gewebsschonenden Lagerung • Kontrakturrisiko	• Bei Problemen der Behandlung von chronischen Wunden • Probleme bei der Sturzprophylaxe • Probleme bei der Dekubitusprophylaxe • Probleme und evtl. erforderliche Maßnahmen zu freiheitsentziehenden Maßnahmen

Themenfelder	Ambulant	Stationär
Themenfeld 3: Krankheitsbezogene Anforderungen und Belastungen	• Probleme bei der Kommunikation mit dem Arzt • Probleme bei der Durchführung der Behandlungspflege des Patienten, welche erforderlichen Maßnahmen benötigt werden	• Probleme bei der Kommunikation mit dem Arzt • Probleme bei der Durchführung der Behandlungspflege des Bewohners, welche erforderlichen Maßnahmen benötigt werden • Probleme bei der Kommunikation mit dem Arzt • Probleme bei der Durchführung des Schmerzmanagements, welche Maßnahmen erforderlich machen
Themenfeld 4: Selbstversorgung	• Zusammenarbeit mit Angehörigen bzgl. Flüssigkeits- und Ernährungsdefizit bei dem Patienten • Individuelle Ressourcen und Risiken bei der Flüssigkeits- und Ernährungsversorgung erfasst • Probleme bei der Durchführung der Körperpflege • Probleme bei der Durchführung der Ausscheidung	• Zusammenarbeit mit Angehörigen bzgl. Flüssigkeits- und Ernährungsdefizit bei dem Bewohner • Individuelle Ressourcen und Risiken bei der Flüssigkeits- und Ernährungsversorgung erfasst • Probleme bei der Durchführung der Körperpflege • Probleme bei der Durchführung der Ausscheidung
Themenfeld 5: Leben in sozialen Beziehungen	Gibt es Probleme mit der Zusammenarbeit von Angehörigen?	• Probleme bei der Durchführung der Betreuung (Einzel-/Gruppen) • Probleme bei der Integration

7 DER NEUE PFLEGEBEDÜRFTIGKEITSBEGRIFF, DAS NBA UND DIE VERKNÜPFUNG ZUR ENTBÜROKRATISIERTEN PFLEGEDOKUMENTATION/DEM STRUKTURMODELL

7.1 Vom Pflegebedürftigkeitsbegriff zum Neuen Begutachtungsassessement (NBA)

Der neue Pflegebedürftigkeitsbegriff wurde zusammen mit dem dazu gehörenden neuen Begutachtungsassessement (NBA) über einen Zeitraum von fast zehn Jahren durch mehrere wissenschaftliche Studien erarbeitet und durch zwei Expertenbeiräte zur konkreten Ausgestaltung des neuen Pflegebedürftigkeitsbegriffs (Berichte 2009/2013) begleitet.

Der Deutsche Bundestag hat am 13. November 2015 das Zweite Pflegestärkungsgesetz (PSG II) beschlossen. Das Gesetz trat am 1. Januar 2016 in Kraft. Mit dem Pflegestärkungsgesetz II wird ab Januar 2017 auch der neue Pflegebedürftigkeitsbegriff umgesetzt. Der neue Pflegebedürftigkeitsbegriff basiert auf von wissenschaftlicher Seite vorgeschlagenen Elementen eines neuen Verständnisses der Pflegebedürftigkeit. Im Gesetz heißt es wörtlich:

§ 14 Begriff der Pflegebedürftigkeit
(1) Pflegebedürftig im Sinne dieses Buches sind Personen, die gesundheitlich bedingte Beeinträchtigungen der Selbstständigkeit oder der Fähigkeiten aufweisen und deshalb der Hilfe durch andere bedürfen. Es muss sich um Personen handeln, die körperliche, kognitive oder psychische Beeinträchtigungen oder gesundheitlich bedingte Belastungen oder Anforderungen nicht selbständig kompensieren oder bewältigen können.

Die Pflegebedürftigkeit muss auf Dauer, voraussichtlich für mindestens sechs Monate, und mit mindestens der in § 15 festgelegten Schwere bestehen.

(2) Maßgeblich für das Vorliegen von Pflegebedürftigkeit sind Beeinträchtigungen der Selbstständigkeit oder Fähigkeitsstörungen in den nachfolgen-

den sechs Bereichen, die sich auf die in den Bereichen angegebenen Aktivitäten und Fähigkeiten beziehen«:

1. Mobilität
2. Kognitive und kommunikative Fähigkeiten
3. Verhaltensweisen und psychische Problemlagen
4. Selbstversorgung
5. Bewältigung von und selbstständiger Umgang mit krankheits- oder therapiebedingten Anforderungen und Belastungen
6. Gestaltung des Alltagslebens und sozialer Kontakte[36]

Mit diesem neuen Verständnis von Pflegebedürftigkeit wurde auch ein neues Begutachtungsinstrument entwickelt. Es stellt den Kern des neuen Begutachtungsverfahrens dar, bildet die Elemente des neuen Pflegebedürftigkeitsbegriffs ab und konkretisiert sie: das Neue Begutachtungsassessment (NBA).

7.2 Das Neue Begutachtungsassessment (NBA)

Dem NBA liegt eine umfangreiche wissenschaftliche Analyse und Bewertung (inter-)national anerkannter Assessment-Instrumente zur Erfassung des Pflege- und Hilfebedarfs pflegebedürftiger Personen zu Grunde.[37]

Die modulare Struktur des NBA erlaubt über die Zusammenfassung von Kriterien eine ganzheitliche Betrachtung einzelner Lebensbereiche des Pflegebedürftigen.[38]

Zentrales Ziel ist, dass körperliche, kognitive und psychische Beeinträchtigungen anhand eines übergreifenden Maßstabs, der Schwere der Beeinträchtigungen der Selbstständigkeit und der Fähigkeiten, in ein Verhältnis gestellt werden, das die verschiedenen Arten von Beeinträchtigungen angemessen berücksichtigt und angemessene Einstufung sicherstellt.

---

36 Zweites Gesetz zur Stärkung der pflegerischen Versorgung und zur Änderung weiterer Vorschriften (Zweites Pflegestärkungsgesetz – PSG II) vom 21. Dezember 2015. Bundesgesetzblatt Jahrgang 2015, Teil I, Nr. 54, ausgegeben zu Bonn am 28. Dezember 2015

37 Vgl. www.ein-step.de

38 § 15 SGB XI PSG II

Die Differenzierung nach der Schwere der Beeinträchtigungen der Selbstständigkeit oder der Fähigkeiten ist dabei ein durchgehender Grundsatz des Instruments.[39] Es erhebt in sechs (acht) für die Einschätzung von Pflegebedürftigkeit relevanten Lebensbereichen (sog. Modulen) das jeweilige Ausmaß der Selbstständigkeit und damit der Abhängigkeit von personeller Hilfe.[40] Dabei greift es die Elemente des neuen Pflegebedürftigkeitsbegriffs aus § 14 auf und konkretisiert diese in Absatz 2 für die Zwecke der Begutachtung im Rahmen der Pflegeversicherung[41] (vgl. Kapitel 7.1.

Tabelle 12: Themenmodule des NBA

Modul 1	Mobilität
Modul 2	Kognitive und kommunikative Fähigkeiten
Modul 3	Verhaltensweisen und psychische Problemlagen
Modul 4	Selbstversorgung
Modul 5	Umgang mit krankheits- und therapiebedingten Anforderungen und Belastungen
Modul 6	Gestaltung des Alltaglebens und soziale Kontakte
Modul 7	Außerhäusliche Aktivitäten
Modul 8	Haushaltführung

Die bisherige Beschränkung auf nur bestimmte, körperbezogene Verrichtungen entfällt. Auch die Scheingenauigkeit der bisherigen Zeitmessung wird überwunden; die Zeitmessung entfällt ersatzlos.[42] Zudem werden die NBA-Module im Verhältnis zueinander gewichtet.

[39] Ebd.

[40] Bericht des Expertenbeirats zur konkreten Ausgestaltung des neuen Pflegebedürftigkeitsbegriffs 2013

[41] § 15 SGB XI PSG II

[42] Vgl. Gärtner, T. & Gansweid, B. (2009). Die Pflegeversicherung: Handbuch zur Begutachtung, Qualitätsprüfung, Beratung und Fortbildung. Berlin: de Gruyter, S. 274

Tabelle 13: Module und deren Gewichtung in Prozent

1. Mobilität	10 %
2. Kognitive und kommunikative Fähigkeiten 3. Verhaltensweisen und deren Problemlagen (gemeinsame Bewertung / Summe der Punkte und gewichteten Punkte)	15 %
4. Selbstversorgung	40 %
5. Umgang mit krankheits-/therapiebedingten Anforderungen	20 %
6. Gestaltung des Alltagslebens und soziale Kontakte	15 %
7. Außerhäusliche Aktivitäten	–
8. Haushaltsführung	–

Die Ergebnisse aus den Modulen »Außerhäusliche Aktivitäten und Haushaltsführung (Modul 7 und 8)« fließen nicht in die Ermittlung des Pflegegrades ein. Dennoch können sie eine wichtige Grundlage für die Pflege- und Hilfeplanung sein.

Das NBA und der neue Pflegebedürftigkeitsbegriff sind zugleich pflegefachliche Grundlage für die Verbesserungen im Bereich der Qualitätssicherung und Qualitätsberichterstattung und stärken die Effizienz der Pflegedokumentation.[43]

Die Umsetzung des neuen Pflegebedürftigkeitsbegriffs bedeutet somit einen absoluten Paradigmenwechsel in der Feststellung von Pflegebedürftigkeit.

43 Vgl. Stellungnahme des Medizinischen Dienstes des Spitzenverbandes Bund der Krankenkassen e.V. (MDS) zur Anhörung zu dem Gesetzentwurf der Bundesregierung eines Zweiten Gesetzes zur Stärkung der pflegerischen Versorgung und zur Änderung weiterer Vorschriften (Zweites Pflegestärkungsgesetz – PSG II), BT-Drucksache 18/5926

Das Neue am neuen Begutachtungsassessment

- Umfassende ganzheitliche Berücksichtigung von Pflegebedürftigkeit
- Modularer Aufbau
- Mehr Objektivität
- Maßstab: Grad der Selbstständigkeit (Abhängigkeit von Personenhilfe) statt Zeitaufwand.
- Begutachtungsergebnisse als Grundlage für einen Pflegeplan/Maßnahmenplanung
- Stärkung des Grundsatzes: »Rehabilitation vor Pflege« und damit verbundene Erfassung von Rehabilitations- und Präventionsbedarf als bundesweit einheitlichen, strukturierten Verfahren
- Überwindung der Begrenzung auf einige Alltagsaktivitäten

7.3 Verknüpfung von entbürokratisierter Pflegedokumentation und NBA

Bei der Entwicklung der entbürokratisierten Pflegedokumentation wurde entschieden, sich an dem Modell des Neuen Begutachtungsassessments (NBA) zu orientieren.

Die Benennung der sechs Themenfelder (pflegerelevanten Kontextkategorien) in der SIS erfolgte dementsprechend in Anlehnung an die wissenschaftsbasierten Module des Neuen Begutachtungsassessments NBA. In dem Themenfelder der SIS finden sich die wissenschaftsbasierten Module des NBA wieder.

Die inhaltliche Zuordnung der Themen korrespondiert weitestgehend mit der inhaltlichen Strukturierung des NBA. Die Formulierung der Leitfragen erfolgt entlang der Unterkategorien in den Themengebieten des NBA (vgl. Abbildung 20).

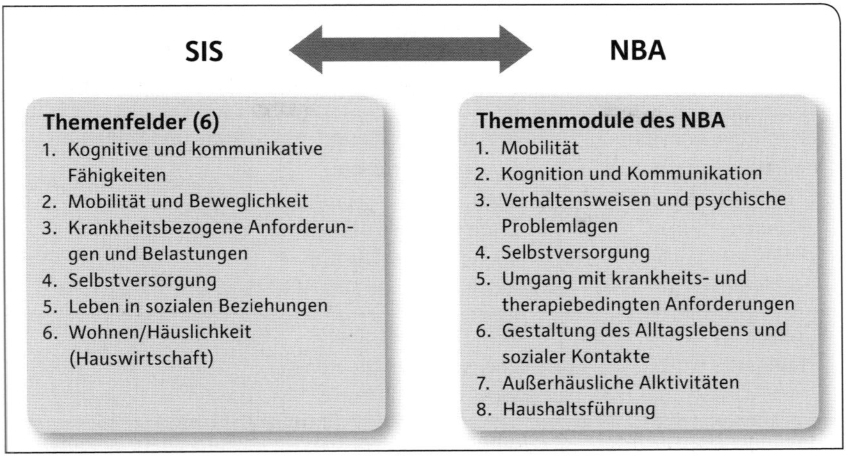

Abb. 20: Verknüpfung über die Themenfelder zum NBA.

Tabelle 14: Die modulare Verknüpfung/Verschränkung NBA zur SIS[44]

Themenfelder (6) SIS	Themenmodule Neues Begutachtungs-assessment NBA	AEDL Modell
1. Kognitive und kommunikative Fähigkeiten 5. Leben in sozialen Beziehungen	2. Kognitive und kommunikative Fähigkeiten 6. Gestaltung des Alltagslebens und soziale Kontakte	1. Kommunizieren
2. Mobilität und Beweglichkeit	1. Mobilität	2. Sich bewegen
3. Krankheitsbezogene Anforderungen und Belastungen	5. Umgang mit krankheits-/therapiebezogen Anforderungen	3. Vitale Funktionen aufrecht erhalten
4. Selbstversorgung	4. Selbstversorgung	4. Sich pflegen 5. Essen und trinken 6. Ausscheiden 7. Sich kleiden

44 GKV (2011). Das neue Begutachtungsassessment zur Feststellung der Pflegebedürftigkeit. Schriftenreihe Modellprogramm zur Weiterentwicklung der Pflegeversicherung. Band 2. Berlin. Hier leicht modifiziert.

Themenfelder (6) SIS	Themenmodule Neues Begutachtungs-assessment NBA	AEDL Modell
1. Kognitive und kommunikative Fähigkeiten 5. Leben in sozialen Beziehungen	3. Verhaltenweisen und psychische Problemlagen 6. Gestaltung des Alltagslebens und soziale Kontakte	8. Ruhe und Schlafen
5. Leben in sozialen Beziehungen	6. Gestaltung des Alltagslebens und soziale Kontakte	9. Sich beschäftigen
6. Wohnen/Häuslichkeit Haushaltführung (Hauswirtschaft)	7. Außerhäusliche Aktivitäten 8. Haushaltführung	11. Für sichere Umgebung sorgen sowie einzelne Aspekte über AEDL verstreut
Wenige Einzelaspekte über Themenfelder verstreut	Wenige Einzelaspekte über Module verstreut	10. Sich als Mann und Frau fühlen
Gesonderte Risikoermittlung über Risikomatrix	Gesonderte Risikoermittlung	11. Für sichere Umgebung sorgen
Gesonderte Erfassung auch (Themenfelder 1 und 5)	Gesonderte Erfassung (auch Modul 2 und 8)	12. Soziale Bereiche des Lebens sichern
Gesonderte Erfassung auch (Themenfelder 1)	Gesonderte Erfassung (auch Modul 3)	13. Mit existenziellen Erfahrungen umgehen

In der Handlungsanleitung (Version 1.1) sind die Leitfragen und Leitgedanken zur inhaltlichen Orientierung zu den Themenfeldern aufgeführt. Die Erfassung des individuellen Pflege- und Betreuungsbedarfs im Rahmen des Pflegeprozesses nimmt eine breitere Perspektive ein als eine Begutachtung.

Das NBA kann jedoch darüber hinaus einen wichtigen Beitrag zum unmittelbaren pflegerischen Assessment im Rahmen der Planung des individuellen Pflegeprozesses (Pflegeplanung) leisten, weil es umfassende und differenzierte Informationen zur Versorgungssituation des Pflegebedürftigen zur Verfügung stellt.

Beispiel: Die modulare Verknüpfung/Verschränkung NBA zur SIS

In dem Themenfeld 2 »Mobilität und Beweglichkeit« der SIS findetn sich das wissenschaftsbasierte Themenmodul 1 »Mobilität« wieder.

Tabelle 15: Themenfeld und Themenmodul – Hier am Beispiel »Mobilität«

Themenfelder (6) SIS	Themenmodule Neue Begutachtungsassessment NBA
2. Mobilität und Beweglichkeit	1. Mobilität
Leitgedanke In diesem Themenfeld geht es um die individuelle, situationsgerechte Erfassung und Beschreibung dazu, inwieweit die pflegebedürftige Person in der Lage ist, sich frei und selbstständig innerhalb und außerhalb der Wohnung bzw. des Wohnbereichs zu bewegen. Wichtig ist dabei die fachliche Einschätzung/Beschreibung der Möglichkeiten der Person, sich durch Bewegung in angemessenem Umfang Anregung verschaffen zu können, sowie an der Alltagswelt teilzuhaben und teilzunehmen. Der Aspekt des herausfordernden Verhaltens muss dabei berücksichtigt werden Leitfrage Inwieweit ist die pflegebedürftige Person in der Lage, sich frei und selbständig innerhalb und außerhalb der Wohnung, bzw. des Wohnbereichs, auch unter Beachtung von Aspekten des herausfordernden Verhaltens, zu bewegen?	Hier wird eingeschätzt: 1 Positionswechsel im Bett 2 Stabile Sitzposition halten 3 Aufstehen aus sitzender Position/Umsetzen 4 Fortbewegen im Wohnbereich 5 Treppensteigen 1 Positionswechsel im Bett Hier wird eingeschätzt, inwieweit sich die pflegebedürftige Person selbständig im Bett von einer Seite auf die andere drehen oder aufsetzen kann. Dies steht beispielsweise in engem Zusammenhang mit dem individuellen Lagerungsbedarf. 2 Stabile Sitzposition halten Mit diesem Item wird eingeschätzt, wie selbständig die Person auf dem Bett oder Stuhl frei (ohne Rücken- oder Seitenstütze) sitzen kann. Die Einschätzung informiert u. a. über die Fähigkeiten einer Person, bei ihrer Mobilisierung mitzuwirken. Je stabiler eine Person allein sitzen kann, umso mehr Ressourcen sind bei ihr vorhanden, Mobilisierungsmaßnahmen außerhalb des Bettes mitzugestalten z. B. vom Bett in den Stuhl an den Tisch zum Essen. Personen, die geringe bis keine Rumpf- und Kopfkontrolle haben, sind vollkommen auf Lagerungshilfsmittel angewiesen, die die sitzende Lagerung im Bett oder Rollstuhl unterstützen.

▶▶

Themenfelder (6) SIS	Themenmodule Neue Begutachtungsassessment NBA
	3 Aufstehen aus sitzender Position/ Umsetzen Hier wird die Fähigkeit eingeschätzt, sich von einer Sitzgelegenheit auf die nächste z. B. vom Bett in den Rollstuhl oder aus dem Rollstuhl auf die Toilette über den Stand umzusetzen. Personen, die sich vom Rollstuhl in einen anderen Stuhl umsetzen können, ohne dabei aufzustehen z. B. bei Querschnittlähmung, werden auch dann als selbständig eingeschätzt, wenn sie dabei keine personelle Hilfe benötigen. Die Daten informieren nicht über den erforderlichen Transfer z. B. hoher oder tiefer; mit einer Person oder zu zweit; mit anderen Hilfsmitteln oder Mobilisierung, die nicht mehr möglich sind z. B in die Badewanne zum Duschen aus Angst vorm Stürzen 4 Fortbewegen innerhalb des Wohnbereiches Hiermit angesprochen ist die Fähigkeit, sich innerhalb einer Wohnung oder im Wohnbereich einer Einrichtung zwischen den Zimmern sicher zu bewegen, ggf. unter Nutzung von Hilfsmitteln z. B. Stock, Rollator, Rollstuhl, Gegenstand. Für die individuelle Pflege ist es wichtig zu wissen, dass etwaige kognitive Problem hier nicht berücksichtigt werden. Die Einschätzung bezieht sich lediglich auf die körperliche Fähigkeit. 5 Treppensteigen Die Überwindung von Treppen zwischen zwei Etagen.

Die Einschätzungen zu diesen Merkmalen im NBA klären einige zentrale Fragen des pflegerischen Assessments. Die Bestimmung des individuellen Pflege- und Betreuungsbedarfs setzt allerdings weitergehende Einschätzungsschritte voraus (vgl. Kapitel 4).

Die näheren Ursachen für Mobilitätseinbußen lassen sich dem NBA nicht entnehmen. Die Abklärung dieser und anderer Faktoren, die für Mobilitätseinschränkungen im Einzelfall möglicherweise einen Stellenwert haben, bleibt also der pflegerischen Einschätzung überlassen. Sie ist erforderlich, um angemessene erfolgversprechende Maßnahmen festzulegen. Einschätzungen zur Fortbewegung im außerhäuslichen Bereich finden sich im Themenmodul 7 »Außerhäusliche Aktivitäten« des NBA wieder.

Das NBA kann die Pflege- oder Betreuungsplanung nicht ersetzen. Die umfassende und differenzierte Informationserfassung durch das NBA dient jedoch den Pflegebedürftigen und kann die Pflegekräfte in ihrer täglichen Arbeit unterstützen. Die Pflegedokumentation kann nicht das offizielle Einstufungsverfahren ersetzen. Allerdings liefert die Dokumentation nach dem Strukturmodell, durch die konzeptionelle Ausrichtung entlang der Module des NBA, nach bisherigen Erkenntnissen ausreichend Hinweise, um die Einstufung zu unterstützen.[45]

Zentrales Thema der vereinfachten Pflegedokumentation ist die strukturierte Informationssammlung, deren Themenfelder sich am NBA orientieren. Damit ist das Konzept der strukturierten Informationssammlung vorausschauend »anschlussfähig« an die Einführung des neuen Begutachtungsassessment (NBA).

Anschlussfähigkeit des NBA an:

- Strukturmodell des Entbürokratisierten Pflegedokumentation Strukturierte Informationssammlung »SIS«
- Projekte zur Erfassung von Ergebnisindikatoren und Entwicklung Qualitätsprüfrichtlinien 2018

Folgende Synergieeffekte sind also nutzbar:

- Einstieg in die Pflegeprozessplanung über die Strukturierte Informationssammlung »SIS«
- Pflegegrad-Management 2017

45 Vgl. www.ein-step.de/haeufige-fragen

8 UNTERSCHIEDE ZWISCHEN AMBULANTER UND STATIONÄRER SIS

Abgesehen davon, dass sich die SIS-Bögen ambulant bzw. stationär schon optisch leicht voneinander unterscheiden, hat das natürlich auch eine sachliche Begründung. So listet Tabelle 16 noch einmal konkret auf, in welcher Form sich diese Blätter unterscheiden und welche inhaltlichen Differenzierungen sich daraus ergeben.

Tabelle 16: Unterschiede in der Dokumentationsführung zwischen ambulant und stationär

	Ambulant	Stationär
SIS	TF 6; Haushaltsführung Risikomatrix: mit Beratungsfeldern zum Ankreuzen	TF 6: Wohnen/Häuslichkeit Risikomatrix: ohne Beratungsfelder
Stammblattdaten	Gleich	Gleich
B-Frage	Gleich	Gleich
Themenfelder	TF 6: andere Bezeichnung	TF 6: andere Bezeichnung
Verständigungsprozesse	Leistungsvereinbarung	Evtl. auch als Beratung zu verstehen
Risikomatrix	Beratung	Beratung ist obligat
Maßnahmenplanung	LK oder TF orientiert	An Diensten oder 24 Std. Ablauf orientiert
Pflegebericht	Gleich	Gleich
Evaluation	Wenn sich die Pflege verändert, oder mehr Leistungen gewünscht werden	Beobachtungsergebnisse, Veränderungen in der Pflege oder KH Aufenthalt
Fallbesprechung	Bei Aufnahme/Vorstellung und/oder bei Veränderungen	Bei Einzug/Vorstellung und/oder bei Veränderungen
Folgegespräch	Veränderungen	Veränderungen
Maßnahmenänderung	Steigerung der Pflegebedürftigkeit bzw. Erweiterungen der Leistungen	Veränderungen, besonders im Risikobereich

9 MDS & MDK, QUALITÄTSPRÜFUNG, NBA & SIS – EIN ERFOLGREICHER DREIKLANG

9.1 MDS & MDK und die SIS

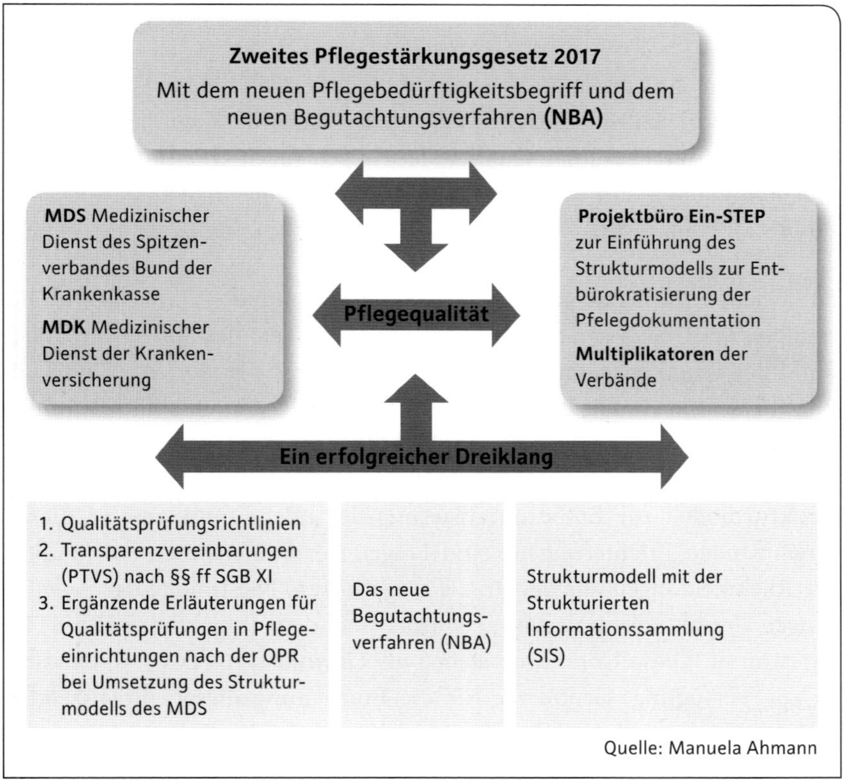

Abb. 21: Die Zusammenhänge zwischen MDK, MDS und der Entbürokratisierung.

MDS und MDK haben das Projekt zur Entbürokratisierung in der Pflege von Anfang an konstruktiv begleitet und unterstützt. Sie sind der Meinung, dass die Umsetzung zu einer Verringerung des Dokumentationsaufwand führt und gleichzeitig die Pflege und Betreuung verbessert. Sie tragen somit die Einführung und Umsetzung des Strukturmodells vollumfänglich mit.

Die Einigung auf eine Grundstruktur der Pflegedokumentation schafft somit Sicherheit für Pflegeeinrichtungen und Prüfinstanzen. Die Medizinischen Dienste werden in diesem Sinne die Qualitätsprüfungen weiter entwickeln und dabei die Prüfinhalte straffen und mit den Ergebnisindikatoren verzahnen. Die Medizinischen Dienste werden bei der Weiterentwicklung der Qualitätsprüfungen auf den Erfahrungen mit dem neuen Pflegedokumentationssystem aufbauen.[46]

Bei korrekter Anwendung des neuen Modells können die Prüfkriterien der Qualitäts-Prüfrichtlinien nach Aussagen des MDS/MDK gut bewertet werden. Bisher durchgeführte Qualitätsprüfungen (nach QPR) in stationären und ambulanten Einrichtungen der Altenhilfe hielten den Ansprüchen stand.

Dazu haben die Sozialmedizinische Expertengruppe »Pflege« der MDK-Gemeinschaft (SEG 2) und der Medizinische Dienst des Spitzenverbandes Bund der Krankenkassen (MDS) für die Prüfer/innen der MDK und des PKV-Prüfdienstes »Ergänzende Erläuterungen« zu den Qualitätsprüfungsrichtlinien (QPR) erstellt und am 16.9 2015 veröffentlich.[47] Diese Erläuterungen betreffen Qualitätsprüfungen in Pflegeeinrichtungen, die das Strukturmodell zur Entbürokratisierung der Pflege umsetzen. In diesen »ergänzenden Erläuterungen« sind Fragen der Prüfer/innen sowie aktuelle Rückmeldungen aus der Praxis eingeflossen. Die Inhalte der Ausführungen der aktuellen Version 3 wurden mit dem Projektbüro Ein-STEP abgestimmt. Diese Unterlagen stehen als Download unter www. ein-step. de zur Verfügung. Grundlage für die Erarbeitung dieser »Ergänzenden Erläuterungen« sind die »Handlungsanleitung 1.1«, die »Informations- und Schulungsunterlagen 1.0« sowie Antworten des Projektbüros auf Fragen des MDS und der SEG 2.

Um den Erfolg des Projektes zu unterstützen, hat der MDS in Seminaren 120 Multiplikatoren der MDK, des PKV-Prüfdienstes und der Heimaufsichtsbehörden der Bundesländer geschult. Die Multiplikatoren schulen alle

46 Vgl. Dr. Peter Pick auf dem Pflege-Kongress in Berlin, Januar 2015
47 Vgl.www.ein-step.de/www.mds-ev.de

Prüfer der MDK, sodass diese auf Qualitätsprüfungen in Pflegeeinrichtungen mit der vereinfachten Pflegedokumentation gut vorbereitet sind.

Zentrales Thema der vereinfachten Pflegedokumentation ist die strukturierte Informationssammlung, deren Themenfelder zur Erfassung des Pflege- und Hilfsbedarf sich am Neuen Begutachtungsassessment (NBA) orientieren. Auch hier sehen MDS und MDK die Anschlussfähigkeit und Synergieeffekte zur »Effizienzsteigerung in der Pflegedokumentation« durch das Projekt des BGM zum Qualitätsmanagement und der Leistungsgewährung in Einrichtungen der Langzeitpflege.

»Die Vertragspartner nach § 113 SGB XI haben in einem Beschluss festgestellt, dass die Kompatibilität der Ergebnisse des Projektes »Praktische Anwendung des Strukturmodells Effizienzsteigerung der Pflegedokumentation in der ambulanten und stationären Langzeitpflege« mit den derzeit geltenden Maßstäben und Grundsätzen zur Sicherung und Weiterentwicklung der Pflegequalität nach § 113 SGB XI für den ambulanten und stationären Bereich, insbesondere bezüglich der Pflegedokumentation und der hieraus resultierenden Prüfanforderungen der Qualitätsprüfungs-Richtlinien nach § 114 SGB XI, gegeben ist.«[48]

Mit der Erfüllung und Umsetzung der Vorgaben entsprechend des Strukturmodells, sind die fachlichen Anforderungen an den QPR des Pflegeprozesses erfüllt. Der MDK kann sine Qualitätsprüfungen auf dieser Basis durchführen.

Die Einigung auf das Strukturmodell schafft damit Sicherheit für Pflegeeinrichtungen und Prüfinstanzen.

Hinweis

Auch nicht im Projekt teilnehmende Einrichtung, die die Anforderungen des Strukturmodells korrekt umsetzen, müssen durch den MDK im Rahmen der Gleichbehandlung bei Qualitätsprüfungen akzeptiert werden.

48 MDS & MDK 2015, S. 5

9.2 MDS & MDK und das NBA

Mit dem neuen Pflegebedürftigkeitsbegriff wird das neue Begutachtungsverfahren zur Feststellung von Pflegebedürftigkeit nach dem SGB XI eingeführt. Zentrales Thema der vereinfachten Pflegedokumentation ist die strukturierte Informationssammlung, deren Themenfelder zur Erfassung des Pflege- und Hilfsbedarf sich am Neuen Begutachtungsassessment (NBA) orientieren. Mit dem NBA wird künftig eine pflegewissenschaftlich fundierte Einschätzung körperlicher und mentaler Funktionen eines Menschen erfolgen.

Das NBA ersetzt dabei die Pflegeplanung nicht. Im Rahmen des Strukturmodells nimmt die Erfassung des individuellen Pflege- und Betreuungsbedarfs eine breitere Perspektive ein als eine Begutachtung.

Dennoch kann das NBA darüber hinaus einen wichtigen synergetischen Effekt zum unmittelbaren pflegerischen Assessment im Rahmen der Planung des individuellen Pflegeprozesses (Pflegeplanung) leisten, weil es umfassende und differenzierte Informationen zur Versorgungssituation des Pflegebedürftigen zur Verfügung stellt.

»Der Neue Pflegebedürftigkeitsbegriff und das neue Begutachtungsverfahren bilden die Grundlage für ein einheitliches Verständnis von Pflegebedürftigkeit. Das konnte bereits gezeigt werden, zum Beispiel durch das Projekt des BMG zur »Effizienzsteigerung in der Pflegedokumentation«. Ziel muss sein, dass der umfassende Blick auf Pflegebedürftigkeit auch Eingang in die direkte pflegerische Versorgung findet.«[49]

---

[49] Kimmel, A. et al. (2015). Das neue Begutachtungsverfahren zur Feststellung von Pflegebedürftigkeit

10 JURISTISCHE ASPEKTE – DIE »KASSELER ERKLÄRUNGEN«

Immer noch glauben Pflegekräfte, aus sozial- wie haftungsrechtlichen Gründen alles, was täglich in der Pflege geleistet wird, auch in der Pflegedokumentation schriftlich festhalten zu müssen. Das Strukturmodell wurde daher sorgfältig juristisch geprüft (»Erste Kasseler Erklärung« Januar 2014/»Zweite Kasseler Erklärung« November 2015).

Es wurde in der ersten Kasseler Erklärungen (2014[50]) bestätigt, dass die Ergebnisse aus dem Projekt »Praktische Anwendung des Strukturmodells – Effizienzsteigerung der Pflegedokumentation« mit den bestehenden Gesetzen, Verträgen und Qualitätsprüfungsinhalten vereinbar sind. Die juristische Expertengruppe gelangte zu folgender Erkenntnis:

- Die Dokumentationspflicht erstreckt sich nur auf die wichtigsten diagnostischen und therapeutischen Maßnahmen sowie auf die wesentlichen Verlaufsdaten.
- Nicht dokumentiert werden müssen insbesondere regelhafte pflegerische Routinemaßnahmen (grundpflegerische Leistungsnachweise) und standardisierte Zwischenschritte.
- Die Grundpflege mit ihren Routinemaßnahmen ist einmal in Form einer (übergeordneten) Leistungsbeschreibung schriftlich niedergelegt und die Durchführung der Maßnahmen ist beschrieben.
- Im Qualitätsmanagement sind die organisatorischen Strukturen und Abläufe (im jeweiligen Versorgungssegment) sichergestellt
- Pflege- und Betreuungskräfte sind hierüber informiert und deren Kenntnisnahme davon durch Gegenzeichnung ist im Rahmen der Organisationsverantwortung hinterlegt.
- Im stationären Bereich kann daher – unter diesen Voraussetzungen – grundsätzlich auf Einzelleistungsnachweise hinsichtlich der grundpflegerischen Leistungen verzichtet werden.

---

50 https://www.bibliomedmanager.de/fachartikel-pkr/-/content/detail/4431539?p_p_lifecycle=0&p_p_state=normal&p_p_mode=view&p_p_col_id=column-1&p_p_col_pos=1&p_p_col_count=2

- Für den ambulanten Bereich kann dieses Vorgehen bezogen auf die Einzelleistungsnachweise nicht gelten, da diese gleichzeitig als »Abrechnungsbelege« dienen.
- Aufzeichnungen im Berichteblatt, die sich auf die Abweichung von der grundpflegerischen Routineversorgung beschränken und/oder selbstverständlich auf eventuelle akute Ereignisse sowie bezogen auf spätere Evaluationsergebnisse beziehen.

Aus juristischer Sicht ist bei der Umsetzung des Vorgehens deutlich zu trennen zwischen den sogenannten »routinemäßigen und wiederkehrenden Abläufen der grundpflegerischen Versorgung und Betreuung« und der Durchführung von ärztlichen Anordnungen der sogenannten »Behandlungspflege«.[51]

10.1 Trennung von »Grund-« und »Behandlungspflege«

In der »Zweiten Kasseler Erklärung«[52] der juristischen Expertengruppe zur Bedeutung der Einzelleistungsnachweise für Maßnahmen der Grundpflege in der (teil-) stationären Versorgung« (November 2015) beschäftigte man sich nochmals mit dem ausgewählten Schwerpunkten

- Grundsätze des »Immer-so-Beweises« in Bezug auf die Pflegedokumentation
- Praktische Umsetzung und rechtliche Rahmenbedingungen

Dabei kam man zu folgende Ergebnissen und Stellungnahmen:
»Der ›Immer-so‹-Beweis dient als Nachweis, dass die grundpflegerischen Elemente in ihrem Ob und Wie beschrieben werden können. Damit kann dann einem etwaigen Dokumentationsmangel fachlich und organisatorisch begegnet werden. Im Bereich der Grundpflege mit ihren regelmäßig wiederkehrenden Versorgungsabläufen ist ein Einzelleistungsnachweis deshalb nicht notwendig. Das betrifft auch die täglichen schichtbezogenen Eintragungen im Pflegebericht, die nicht Änderungen und Besonderheiten, son-

[51] siehe hierzu auch Anlage 6 des veröffentlichten Abschlussberichts zum Praxistest, April 2014
[52] https://www.ein-step.de/fileadmin/content/documents/Kasseler_Erklaerung_2_Nov_2015_fin.pdf

dern nur einen regelgerechten Zustand wiedergeben. Voraussetzung ist jedoch, dass die zu erbringenden Leistungen auf einer individuellen, strukturierten Informationssammlung und einer daraus abgeleiteten Pflegeplanung (im Strukturmodell Maßnahmenplanung) beruhen. Abweichungen von dieser Pflegeplanung müssen selbstverständlich dokumentiert werden. Ebenso der veränderte Zustand des Verbrauchers.«[53]

Es wird explizit in der zweiten Kassler Erklärung Stellung bezogen, ob im Rahmen der Umsetzung des Strukturmodells, bei Verzicht auf Abzeichnung von Einzelnachweisen konkret erkennbar sein muss wer die jeweilige Maßnahmen durchführt hat, etwa durch Abzeichnung von Schicht- oder Tagesablaufplänen oder durch Rückgriff auf die Dienstplangestaltung und die Zuordnung von Bezugspflegeteams.

Dazu nahm die juristische Expertengruppe wie folgt Stellung: »Haftungsrechtlich ist es ausreichend, wenn nachgewiesen ist, dass alle Mitarbeiter, die mit der Versorgung zu tun haben, in die betreffende individuelle Maßnahmenplanung eingeführt worden sind. Entsprechende Verfahrensanleitungen im Qualitätsmanagement hinterlegt sind und es regelmäßige Schulungen hierzu gibt. Dienstpläne sind ausreichend, um in Erfahrung zu bringen, wer in welcher Schicht Dienst hatte. Lediglich Abweichungen von der Maßnahmenplanung sind konkret zu dokumentieren.«

Die Prüfung der Ausfüllanleitung der Transparenzkriterien nach Anlage 3 der Pflege-Transparenzvereinbarung stationär in der Fassung vom 10. Juni 2013 erbrachte folgende Stellungnahme aus Sicht der Expertengruppe: »Anlage 3 enthält keine Kriterien, für deren Überprüfung erkennbar sein muss, welcher Mitarbeiter aus einem Team konkret zu welchem Zeitpunkt eine Routinemaßnahme der Grundpflege erbracht hat. Bei Zweifeln an der Erfüllung eines Kriteriums werden zusätzliche Hinweise von Mitarbeitern und der Pflegebedürftigen mit einbezogen, die vom Einrichtungsträger bekannt gegeben werden müssen:

53 AaO., S. 1

Kriterium 31
M/T31/B
16.4 Wird die Pflege im Regelfall von denselben Pflegekräften durchgeführt?
Ausfüllanleitung zu 16.4:
Die Frage ist mit ›Ja‹ zu beantworten, wenn der Bewohner während des Dienstes (Frühdienst, Spätdienst, Nachtdienst) von einem überschaubaren Pflegeteam über einen längeren Zeitraum (mehrere Tage) versorgt wird. Das Kriterium wird anhand der Pflegedokumentation oder der Dienstplanung überprüft.

Selbst aus dem Kriterium 31, kann erkannt werden, ohne dass zwingend aus der Dokumentation selbst erkennbar sein müsste, wer jeweils welche Maßnahmen der Grundpflege erbracht hat, da in der Ausfüllanleitung dazu selbst nur nach ›einem überschaubaren Pflegeteam‹ gefragt wird.

Auch aus sozialversicherungsrechtlicher Sicht erscheint es somit auch hier nicht notwendig, dass aus der Dokumentation (ggf. in Verbindung mit der Dienstplangestaltung) konkret erkennbar sein muss, wer im Einzelfall eine grundpflegerische Leistung erbracht hat.

Die bisherige ständige Rechtsprechung belegt, dass unter diesen Voraussetzungen die beweisrechtliche Situation nicht verschlechtert ist.

So ist es haftungsrechtlich unbedenklich, die Dokumentation zum Beispiel bei der Grundpflege auf das zu reduzieren, was über Routinemaßnahmen hinausgeht und ohnehin in der Maßnahmenplanung enthalten ist. Dokumentiert wurden vielmehr nur vom Plan abweichende Maßnahmen im Berichteblatt.

Im Haftungsfall kann im Zusammenhang mit einem Zeugenbeweis belegt werden, dass täglich entsprechende grundpflegerische Elemente stets so ausgeführt wurden (›Immer-so‹-Beweis).

Prozessuales Vorgehen gemäß Kasseler Erklärung im Haftungsfall

Im Haftungsfall, beim möglichen Vorwurf eines Dokumentationsmangels hinsichtlich nicht dokumentierter dargelegter Einzelnachweise, kann belegt werden durch:

1. Vorlage einer detaillierten, übergeordneten Leistungsbeschreibung, die die einzelnen grundpflegerischen Elemente darlegt
2. Zeugenbeweis in unmittelbarer Form

›Immer-so-Beweis‹

Im Zusammenhang mit dem Zeugenbeweis kann dann belegt werden, dass täglich entsprechende grundpflegerische Elemente stets so ausgeführt wurden (›Immer-so-Beweis‹). Dieser dient dem Nachweis, dass die grundpflegerischen Elemente in ihrem Ob und Wie beschrieben werden können. Damit kann dann einem etwaigen Dokumentationsmangel fachlich und organisatorisch begegnet werden. Zahlreiche Urteile belegen, dass unter diesen Voraussetzungen die beweisrechtliche Situation nicht verschlechtert ist.«[54]

Fazit

- Die Ergebnisse aus dem Projekt des Bundesgesundheitsministeriums »Praktische Anwendung des Strukturmodells – Effizienzsteigerung der Pflegedokumentation« sind mit den bestehenden Gesetzen, Verträgen und Qualitätsprüfungsinhalten zu vereinbaren.
- Die fachlichen und juristischen Aussagen der juristischen Expertengruppe gelten nur bei Verwendung der durch das BMG und den Pflegebevollmächtigten freigegebenen Fassungen des Strukturmodells (Version 1.1 und ggf. spätere Versionen).
- Eine Trennung von »Grund-« und »Behandlungspflege« ist juristisch unabdingbar.
- In der Übernahme von Behandlungspflege gelten klare Verfahrensweisen (fortlaufende Abzeichnung der durchgeführten Maßnahmen durch diejenige Person, die sie erbracht hat mit Handzeichen und ggf. entsprechende ergänzende Hinweise im Berichteblatt bei Besonderheiten und Abweichungen).

54 AaO., S. 4

- Eine regelmäßige Abzeichnung der wiederkehrenden pflegerischen Routinemaßnahmen (Einzelnachweise) entfällt im stationären Bereich – »Immer-so-Beweis« (unter genannten Voraussetzungen).
- Für den ambulanten Bereich werden Einzelleistungsnachweise weiterhin geführt, da diese gleichzeitig als »Abrechnungsbelege« dienen.
- Das Berichteblatt bezieht sich auf Abweichung von der grundpflegerischen Routineversorgungen und/oder selbstverständlich auf eventuelle akute Ereignisse
- Abweichungen von der Maßnahmenplanung müssen selbstverständlich dokumentiert werden.
- Im Qualitätsmanagement sind die organisatorischen Strukturen und Abläufe (im jeweiligen Versorgungssegment) sicher zu stellen.

Jede abweichende Verwendung und Änderung von den veröffentlichten Versionen der SIS, des Strukturmodells und der Handlungsanleitung, z. B. die Verwendung nur einzelner Bereiche aus der SIS in Dokumentationssystemen, ist urheberrechtlich nicht zulässig.

Die getroffenen fachlichen und juristischen Aussagen gelten nur bei Verwendung der durch das BMG und den Pflegebevollmächtigten freigegebenen Fassungen des Strukturmodells (Version 1.1 und ggf. spätere Versionen) und nur bei unveränderter Verwendung in der vorgesehenen Art und Weise.

SCHLUSSWORT

In den Ausführungen dieses Buches haben wir dargelegt, warum und wie es zur Entstehung des Konzeptes des Strukturmodells mit der Strukturierten Informationssammlung (SIS) gekommen ist, wie es zu verstehen ist und wie man es anwendet.

Wir sind sicher, dass Sie mithilfe dieses Leitfadens und mit etwas Übung sehr schnell in die Denkweise dieses wissenschaftsbasierten Konzeptes eintauchen können, zumal die integrierten Fallkonstellationen »mögliche« Umsetzungen anschaulich machen.

Sie werden bei der Anwendung sehr schnell feststellen, dass es tatsächlich gelingt, auf dem SIS-Formular alle für die Maßnahmenplanung relevanten Informationen personenzentriert zu ermitteln. Eine wie bisher hochaufwendige Anamneseerhebung mit anschließender vielseitiger Pflegeplanung entfällt und Sie können direkt zur Maßnahmenplanung übergehen.

Wie Sie aber auch erkannt haben werden, kommt es auch auf Ihre Fachkompetenz als Pflegekräfte an, denn Sie müssen sich trauen, tatsächlich zu entscheiden: Risiko ja oder nein!

Das ist ein großer Gewinn! Gerade die Umsetzung der eigenen fachlichen Kompetenz wurde uns Pflegekräften in den letzten Jahren ja zunehmend genommen.

Seien Sie mutig bei der Umsetzung des Strukturmodells. Die Juristen und der MDK sind an Ihrer Seite!

Um es aber auch deutlich zu sagen: das Strukturmodell ist nur »ein« Werkzeug auf dem Weg zu einer fachlich benötigten und rechtlich abgesicherten Pflegedokumentation. Es hat keinen Alleinstellungs-anspruch. Selbstverständlich können Sie so weiter dokumentieren wie bisher. Niemand zwingt Sie zur Umstellung. Hier ist und bleibt der § 113 SGB XI unverändert: Wie die Einrichtungen und Dienste dokumentieren ist ihnen überlassen. Sie haben sich lediglich an den Maßstäben und Grundsätzen zur Sicherung der

Pflegequalität, die von den Vertragsparteien vereinbart worden sind (bzw. neu werden: stationär bis 30.6.2017; ambulant bis 30.6.2018) zu orientieren.

Dass »die Anforderungen … über ein für die Pflegeeinrichtungen vertretbares und wirtschaftliches Maß nicht hinausgehen dürfen und … den Aufwand für Pflegedokumentation in ein angemessenes Verhältnis zu den Aufgaben der pflegerischen Versorgung setzen sollen« stand auch bisher schon im Gesetz. Ob dieser Satz allerdings immer gelesen bzw. auch verstanden wurde kann manchmal bezweifelt werden.
Natürlich kann es sein, je nach dem Pflegemodell in Ihrer Einrichtung, dass eine andere Art der Pflegedokumentation sinnvoller erscheint als das Strukturmodell. Wir haben in unserer Praxis auch Einrichtungen kennengelernt, die zwar konservativ nach dem AEDL-Modell oder anderen dokumentieren, aber dabei schon eine verschlankte Dokumentensammlung benutzen, die dem Geist des Strukturmodells sehr nahe kommt. Warum sollen diese Einrichtungen etwas ändern?
In unseren Multiplikatoren-Schulungen sind wir auch auf Einrichtungen (bzw. deren Vertreter) gestoßen, die anschließend in Betracht zogen, zwar ihr herkömmliches Doku-System beibehalten zu wollen, allerdings durch **die Denkweise** des Strukturmodells verschlanken zur wollen. Wie gesagt: Jede Einrichtung und jeder Dienst kann über seine Form der Pflegedokumentation selbst entscheiden.
Eine Überlegung, die für die Einführung des Strukturmodells spricht, wollen wir aber abschließend dann doch noch zu bedenken geben: Wie der Co-Autor dieses Buches in einem Beitrag für die Zeitschrift »Altenheim«, Ausgabe 3/2016, S.64, dargelegt hat, macht es schon allein deswegen Sinn, das Strukturmodell für die Pflegedokumentation zu verwenden, weil es von dem nun verbindlich einzuführendem neuen Begutachtungsverfahren mit seinem NBA abgeleitet ist. Wer mit der SIS und ihren Themenfeldern die Anamnese erstellt, hat nicht nur viele Vorteile bei der Vereinheitlichung von Dokumenten, die er auch für das neue Begutachtungsverfahren benötigt, er wird auch sein zukünftiges Pflegegrade-Management optimieren können.

Aber wie schon gesagt: Das Strukturmodell ist nur »ein« Werkzeug für die Pflegedokumentation.

Machen Sie, was sie wollen, aber machen Sie es gut!

LITERATUR

Beikirch, E.; Breloer-Simon, G., Rink, F. & Roes, M. (2014). Praktische Anwendung des Strukturmodells – Effizienzsteigerung der Pflegedokumentation in der ambulanten und stationären Langzeitpflege. Abschlussbericht. Witten/Herdecke

Bölicke, C. (2007). Standards in der Pflege. Entwickeln – Einführen – Überprüfen. München: Urban & Fischer

Bundesministerium für Gesundheit (2015). Handlungsanleitung (Version 1.1) zur praktischen Anwendung des Strukturmodells (ambulant/stationär) der integrierten Strukturierten Informationssammlung (SIS) mit der Matrix zur Risikoeinschätzung, der Maßnahmenplanung und der Evaluation sowie mit Hinweisen zum Handlungsbedarf auf der betrieblichen Ebene. Berlin. Im Internet: https://www.ein-step.de/fileadmin/content/documents/Handlungsanleitung_zum_neuen_Strukturmodell.pdf

Gärtner, T. & Gansweid, B. (2009). Die Pflegeversicherung: Handbuch zur Begutachtung, Qualitätsprüfung, Beratung und Fortbildung. Berlin: de Gruyter

GKV-Spitzenverband (2011). Das neue Begutachtungsassessment zur Feststellung der Pflegebedürftigkeit. Schriftenreihe Modellprogramm zur Weiterentwicklung der Pflegeversicherung. Band 2. Berlin

GKV-Spitzenverband & MDS (2014). Grundlagen der Qualitätsprüfungen nach den §§ 114ff. SGB XI in der stationären Pflege. Essen/Berlin. Im Internet: https://www.gkv-spitzenverband.de/media/dokumente/pflegeversicherung/richtlinien__vereinbarungen__formulare/transparenzvereinbarungen/pvts_neu_ab_2014_01_01stationaer/2014_Pflege_Pruefgrundlagen_stationaer.pdf

GKV-Spitzenverband; Bundesarbeitsgemeinschaft der Freien Wohlfahrtspflege (BAGFW); Bundesverband privater Anbieter sozialer Dienste (bpa) & Beikirch, E. (2014). Entwicklung einer Implementierungsstrategie (IMPS) zur bundesweiten Einführung des Strukturmodells für die Pflegedokumentation der stationären und ambulanten Pflegeeinrichtungen. Berlin. Im Internet: https://www.ein-step.de/fileadmin/content/documents/Entwicklung_einer_Implementierungsstrategie_IMPS.pdf

Larjow, E. (2013). Bürokratieaufwand im Bereich Pflege. In: Statistisches Bundesamt (2013). Wirtschaft und Statistik. Wiesbaden

MDS & MDK (2015). Ergänzende Erläuterungen für Qualitätsprüfungen in Pflegeeinrichtungen nach den Qualitätsprüfungs-Richtlinien – QPR – bei der Umsetzung des Strukturmodells zur Effizienzsteigerung der Pflegedokumentation. Stand: 16.9.2015. Im Internet: https://www.ein-step.de/fileadmin/content/documents/150916_Ergaenzende_Erlaeuterungen_Effizienzsteigerung_Pflegedokumentation_V3.pdf

Stösser, A. von (1994). Pflegestandards. Erneuerung der Pflege durch Veränderung der Standards. 3. Auflage. Heidelberg: Springer

Stösser, A. von (2003). Ernährung pflegebedürftiger Bewohner. Im Internet: http://www.pflegekonzepte.de/uploads/Musterstandards/ERN%201.pdf

Zweites Gesetz zur Stärkung der pflegerischen Versorgung und zur Änderung weiterer Vorschriften (Zweites Pflegestärkungsgesetz – PSG II) vom 2[illegible]. Dezember 2015. Bundesgesetzblatt Jahrgang 2015, Teil I, Nr. 54, ausgegeben zu Bonn am 28. Dezember 2015

REGISTER